Comer para vivir

MARÍA JOSÉ ROSSELLÓ

Comer para vivir

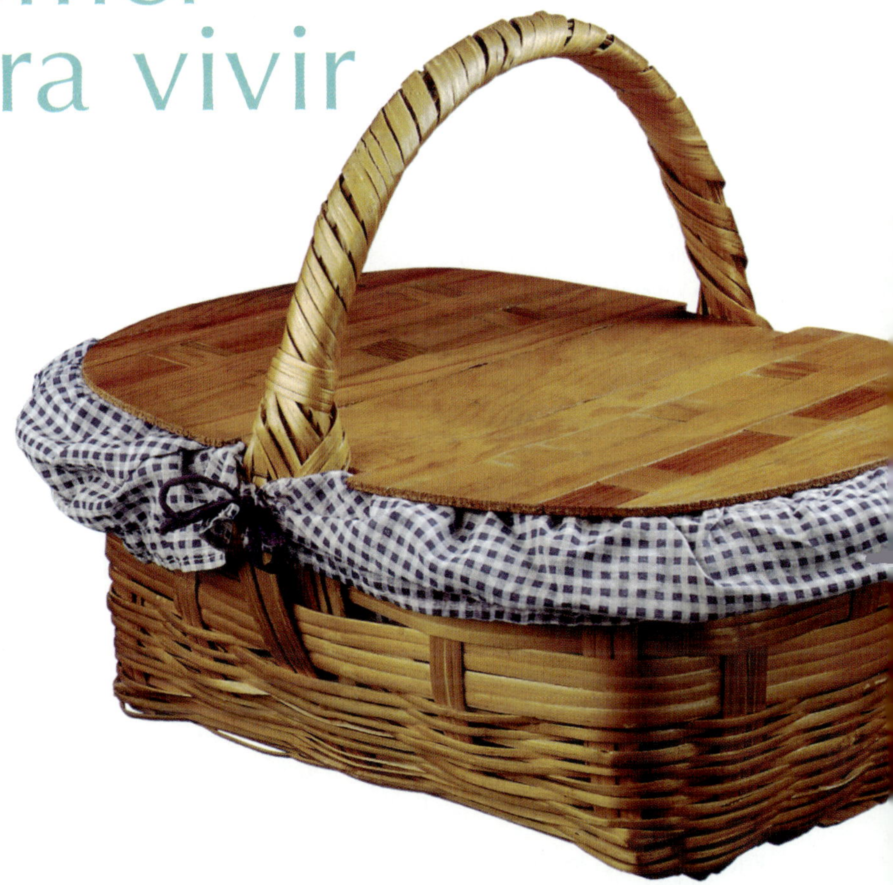

PLAZA JANÉS

Cubierta e interior: Departamento de diseño de
Random House Mondadori
Directora de arte: Marta Borrell
Diseño de cubierta: Ferran López
Diseño y maquetación de interior: Judith Sendra
Fotografía de portada: archivo personal de la autora
Fotografías de interior: © digitalbank.es

Primera edición: noviembre, 2003

Printed in Spain - Impreso en España

ISBN: 84-01-37863-X
Depósito legal: B.43.269 - 2003

Fotomecánica: Lozano Faisano S.L.
Impreso en Egedsa
Rois de Corella, 12-16. Sabadell (Barcelona)

L37863X

Por respeto a la vida

M.ª José Rosselló Borredá

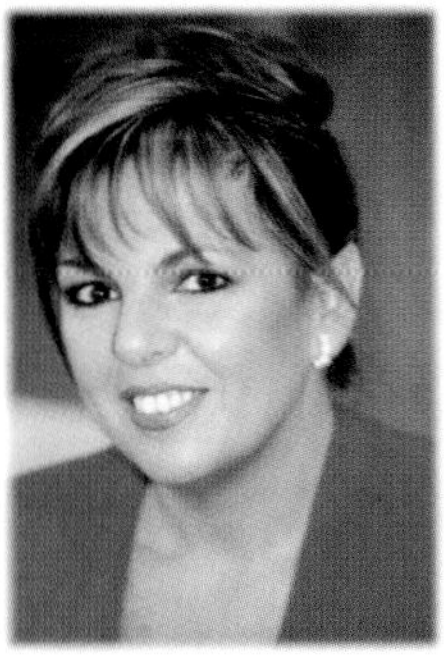

María José Rosselló Borredá nació en Barcelona.
Ingeniera química por el Instituto Químico de Sarrià.
Ingeniera del medio ambiente, ecología y gestión ambiental. Especialista en dietética, con un extenso historial de especialidades en los más variados campos de la nutrición humana.
Actualmente dirige la diplomatura y el posgrado de Nutrición Humana y Dietética de la Universidad Ramón Llull de Barcelona.
Miembro de la Sociedad Española de Nutrición, de la Asociación Catalana de Ciencias de la Alimentación de la Sociedad Española de Dietética. Realiza divulgación de la dietética en prensa, radio y televisión. Interviene como especialista de nutrición en el programa *El suplement* de Catalunya Ràdio y en la serie *Saber vivir* de TVE.
Plaza & Janés ha publicado sus libros *Comida sana*, junto a Manuel Torreiglesias, *Comida amiga* y *Comer para crecer* con gran acogida y enorme éxito por parte del público.

Índice general

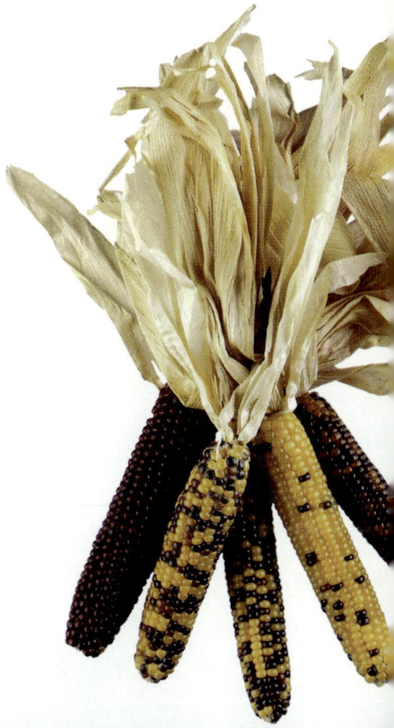

Prevención de las enfermedades de nuestra sociedad

El control de la dieta saludable

Preguntas clave

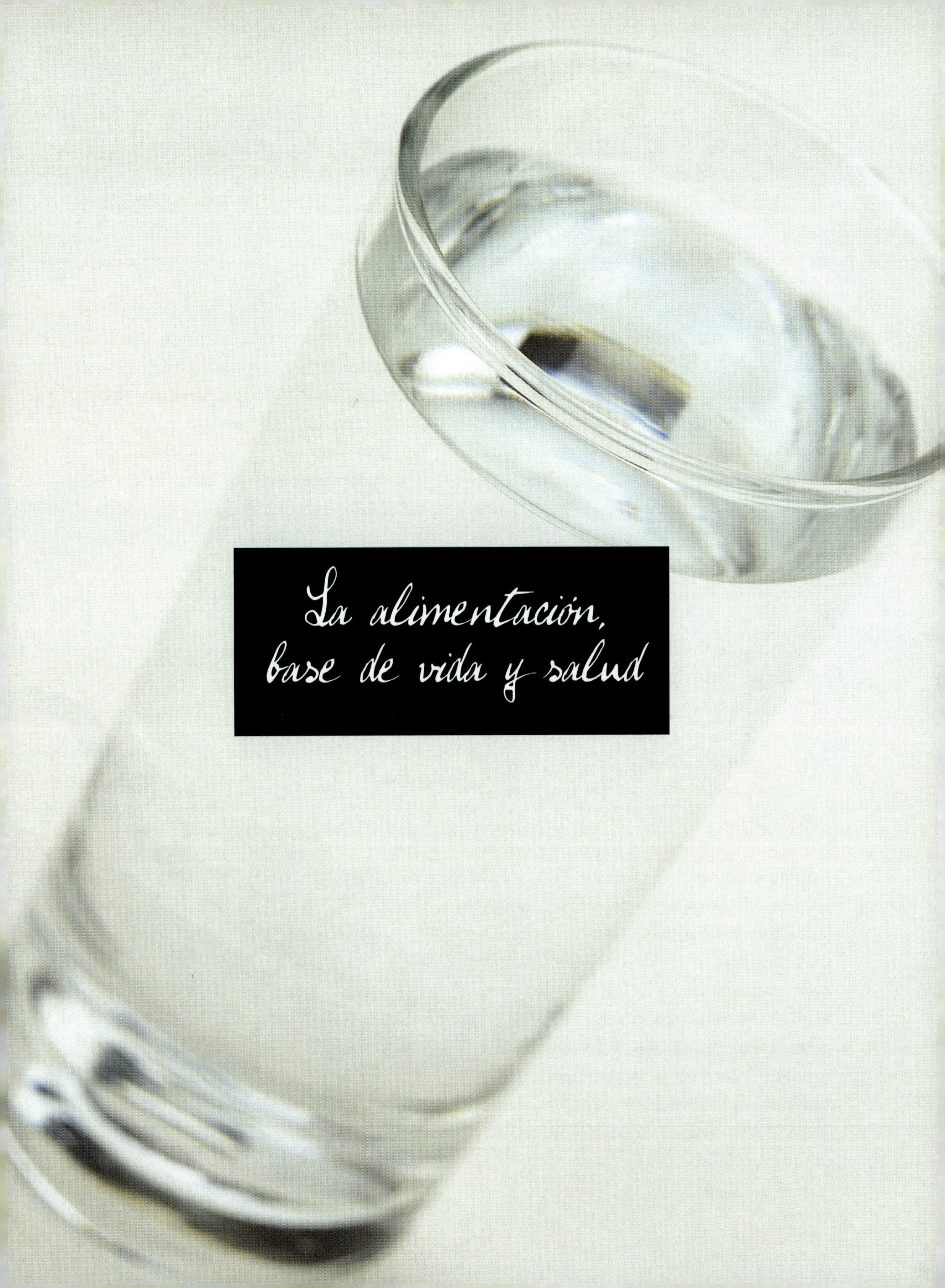

La alimentación, base de vida y salud

La alimentación, base de vida y salud

Sin alimentación no hay vida y sin una buena nutrición no hay salud

La moderna ciencia de la nutrición y dietética se debe poner al servicio de toda la población para explicar cómo debemos organizar nuestra alimentación, dando los conocimientos suficientes para comer correctamente en cualquier circunstancia de la vida, para asegurar un buen estado de salud y colaborar a paliar los problemas de salud.

Comer bien es posible, e incluso fácil, en nuestra moderna sociedad que ofrece una amplísima oferta de alimentos. Sin embargo, parece que el ritmo de vida actual va en contra de las buenas normas de salud, incluyendo la de practicar una dieta correcta.

Comer es una necesidad tan básica, que todas las sociedades, desde la más remota antigüedad, la han procurado satisfacer a toda costa: luchando, emigrando, desarrollando técnicas... y así surgieron las distintas culturas alimenticias basadas en siglos de experimentación práctica que dieron lugar a unas normas transmitidas de generación en generación y en la utilización de los alimentos que su entorno producía. Nuestra famosa «dieta mediterránea» es el producto exitoso de una cultura, un clima y una tierra privilegiados.

Hasta hace pocos años se iban variando los alimentos a lo largo del año, aprovechando los productos de la temporada. Así estábamos en un buen equilibrio ecológico con la naturaleza y practicábamos una de las dietas más saludables del mundo. Pero la modernidad, las nuevas industrias, la facilidad de transporte y la conservación de los alimentos hicieron cambiar el consumo de una manera alarmante y de la que la mayoría de la población no es consciente.

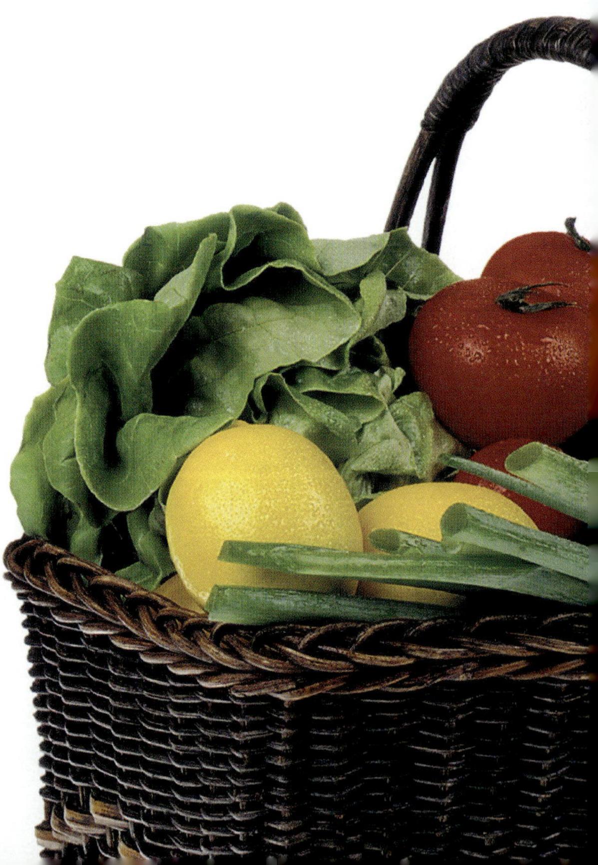

A partir de los años sesenta nuestras comidas tradicionales se han ido sustituyendo por nuevos sistemas de alimentarnos que no han pasado la prueba de largos años de experimentación. A la vez nos invadieron con criterios, informaciones y recomendaciones sobre la conveniencia de comer o no comer determinados alimentos. Todo ello surgió de los primeros estudios científicos sobre alimentación, que provocaron un sinfín de afirmaciones contradictorias... (pescado azul sí, pescado azul no...); fueron años de pruebas y avances tecnológicos que han creado desconfianza en el consumidor.

Felizmente, hemos llegado a un conocimiento profundo de la composición de los alimentos y sus acciones en el organismo humano y en su salud que nos permite ofrecer una información segura y creíble, y acabar con todas las contradicciones.

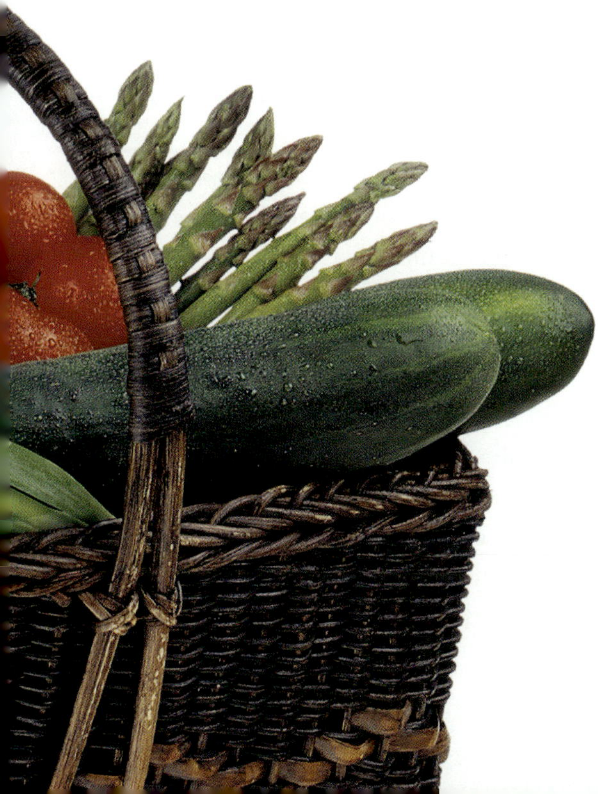

Gran parte de la población reclama una educación en nutrición y desea conocer las bases de una alimentación equilibrada. Porque la transmisión tradicional se ha roto, ya no comemos ni volveremos a comer exactamente igual que nuestros abuelos. Podemos utilizar y aprovechar las comodidades y todas las ventajas de tanto avance tecnológico, pero tenemos que hacerlo correctamente para no sufrir consecuencias nefastas en nuestra salud.

Nunca debemos olvidar que el ser humano come para algo más que para nutrirse. Lo primero que buscamos y que encontramos en la comida es placer, y ninguna dieta, por equilibrada que sea, resultará realmente saludable si no satisface esta necesidad de proporcionar placer.

Cuando hablamos de «**nutrición y dietética humana**» especificamos dos conceptos distintos y complementarios sin los cuales no se alcanzaría la salud:

- Al hablar de «**nutrición**» nos referimos a todas las sustancias que deben ser aportadas por la alimentación diaria para cubrir las necesidades que cada ser humano tiene en cada momento de su vida, y estas necesidades varían según cada individuo, su actividad física e incluso su estado de salud. En nutrición hablamos de cantidades medibles y por tanto del aspecto más científico de la alimentación.

La palabra **«dietética»**, de origen griego, significa y nos hace comprender la importancia de «tener una planificación para mantener la armonía de un sistema, atendiendo a todos sus aspectos». La dietética, por tanto, tendrá presente un sinfín de conceptos y detalles que hagan posible y agradable la alimentación diaria de cada ser humano, teniendo en cuenta todas sus complejas características personales, abarcando todos los aspectos humanísticos de la alimentación.

Después de la publicación de *Comida amiga* (donde se explican las bases de la organización de los menús, con una descripción de los nutrientes más importantes y de las dietas adecuadas a cada etapa de la vida), este libro quiere ampliar y colaborar en la aportación de las correctas pautas de nutrición que toda la población debería conocer y practicar cotidianamente para preservar la calidad de vida.

La buena alimentación es una de las normas básicas de la prevención del envejecimiento prematuro y de la disminución y el control de las enfermedades de nuestra sociedad.

Prevención de las enfermedades de nuestra sociedad

Es muy recomendable meditar sobre nuestra actitud frente a la comida, sobre el tiempo que nos permitimos dedicarle en nuestras aceleradas vidas, y empezar a tomar unas decisiones más razonables y razonadas: seguro que así **EMPEZAMOS A COMER MEJOR.**

La esperanza de vida aumenta año tras año en las sociedades avanzadas económicamente, y a la vez se incrementan algunas enfermedades que incluso se califican como típicas del bienestar económico. Empezando por la obesidad, que se convierte en uno de los principales problemas en algunos países modernos, y agregando una larga lista de alteraciones de la salud que ya nos son tan familiares y cotidianas como las enfermedades cardiovasculares, la diabetes, el deterioro de los huesos… hasta las demencias seniles y el cáncer. A la vez toda la moderna ciencia mundial se alza con una sola voz diciendo que en la práctica de la dieta correcta está una de las claves fundamentales de la prevención de estos deterioros orgánicos e incluso la posibilidad de vivir con plenitud toda la vida.

Vivimos en una época de grandes contradicciones, muchas personas caen en situaciones extremas hasta ahora desconocidas. Por una parte esta moderna sociedad fomenta y facilita la obesidad para luego no tolerarla y despreciarla. Por otra parte nos invade la epidemia de la anorexia, la máxima contradicción que puede tener una sociedad a la que le sobran alimentos y ve cómo gente joven y sana es capaz de morir de desnutrición.

Tenemos la posibilidad de comer muy bien y por tanto practicar a diario el mejor seguro de salud. Hay que eliminar de nuestra sociedad esos miedos infundados que sufren muchas personas. Tenemos a nuestro alcance muchos alimentos saludables, nunca en nuestra historia disfrutamos de la seguridad alimentaria actual. Incluso estamos viendo la importancia que muchas industrias de alimentación dan a ofrecer sus productos con el calificativo de «saludables». Todo ello facilitará la práctica de una dieta que nos mantenga en un óptimo estado de salud.

El control de la dieta saludable

El reto es comer bien a pesar de la falta de tiempo, el ritmo acelerado de vida y las más variadas situaciones de estrés que se presentan cotidianamente. La solución está en conocer las claves de una buena dieta y aprovechar todas las facilidades que el mercado nos ofrece para obtener los buenos alimentos necesarios.

En la actualidad es imprescindible y urgente proclamar algo que antes no se dudaba:

HAY QUE COMER PARA CONSEGUIR UN DESARROLLO CORRECTO, PARA MANTENER EL ORGANISMO EN PLENO ESTADO DE SALUD Y PARA CONSEGUIR UN PERFECTO FUNCIONAMIENTO CEREBRAL Y NO TAN SOLO PARA SACIAR EL HAMBRE O SATISFACER EL DESEO DE ALGUNOS ALIMENTOS.

El cuerpo humano es una gran fábrica que necesita «materias primas» para trabajar a pleno rendimiento físico e intelectual.

Estas materias nos llegan a través de los alimentos.

Nuestro primer alimento es el oxígeno que respiramos. Ese «aire vital» de la atmósfera terrestre es como la mecha

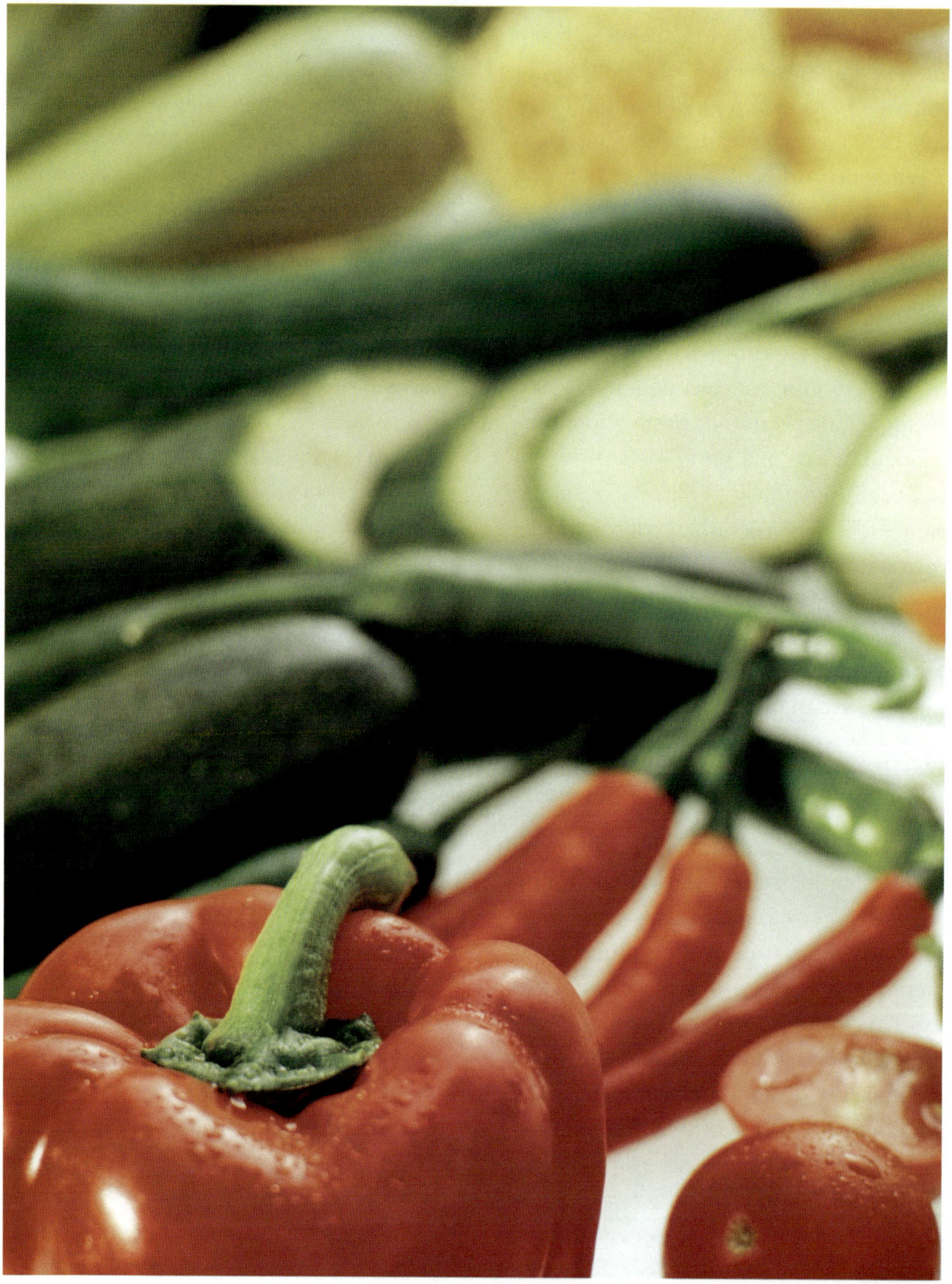

con la cual se quemarán algunos nutrientes que nos aportan los alimentos y así darnos la «energía» necesaria para que esa «gran fábrica» pueda realizar un sinfín de funciones: pensar, hablar, moverse, regenerarse... en definitiva, **VIVIR**.

Serán los alimentos los que nos suministren las materias o sustancias que, una vez ingeridas, absorbidas y transformadas, proporcionarán a nuestro organismo la materia y energía que este necesita para vivir.

En alimentación hablamos de unos principios nutritivos: las proteínas, las grasas o lípidos, y los glúcidos o hidratos de carbono, que, junto con una variedad de minerales, una importantísima cantidad de agua y una pequeña proporción de vitaminas, constituyen nuestra estructura corporal.

El estudio de la nutrición ha llegado a la conclusión de que cualquier carencia de algún nutriente repercute negativamente en el equilibrio, plenitud y salud del organismo y por ello debemos asegurar una dieta que incluya todas esas sustancias necesarias pero en su justa medida.

Para controlar una buena alimentación lo primero que debemos aprender y comprender es que nuestro cuerpo necesita una determinada cantidad de proteínas, de glúcidos y de grasas; si ingerimos mayor cantidad de cualquiera de estas tres sustancias el organismo las transforma en grasa y así las acumula como material de reserva.

Para que este fenómeno no ocurra la solución está en moderar las cantidades y repartir la comida en varias tomas al día.

Otro principio en nutrición que siempre deberíamos tener presente es: **«En la variedad está el mejor seguro de equilibrio»**. Toda dieta monótona, compuesta por muy pocos alimentos resultará casi irremediablemente una dieta desequilibrada e insuficiente.

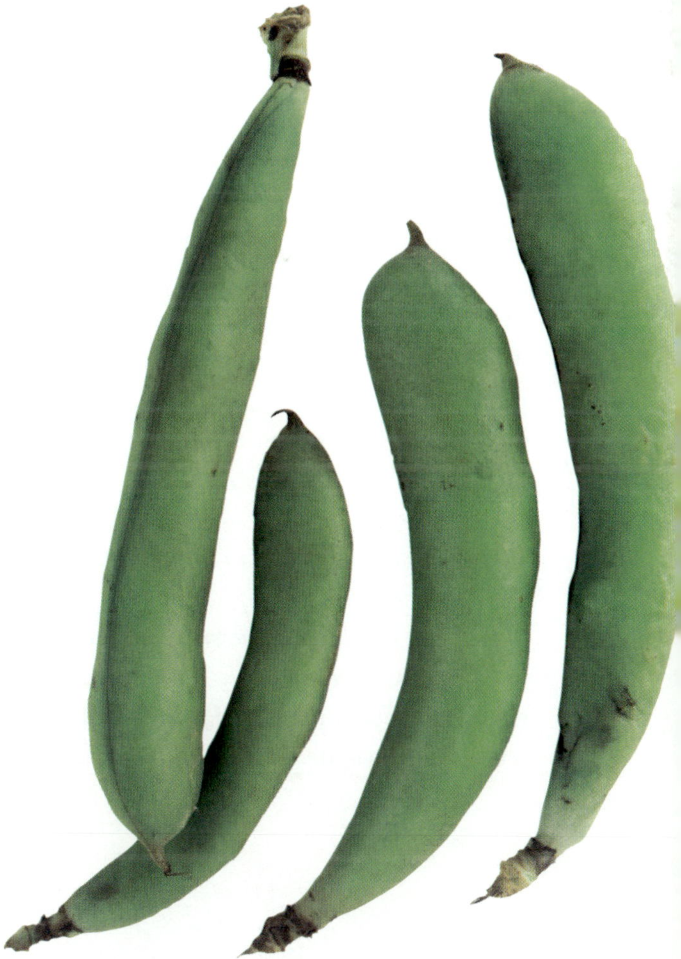

Preguntas clave

1. ¿Comer lentamente es importante?

Es la primera norma para conseguir una buena digestión y facilitar la asimilación de todos los nutrientes. Tragar los alimentos sin haberlos masticado e insalivado hasta hacerlos papilla supone un estrés para el resto del aparato digestivo. Se necesitará una mayor secreción de jugos gástricos y de jugo pancreático, y se alargará el tiempo de permanencia en el estómago de los alimentos. Además, las personas que comen muy deprisa y con ansiedad tragan aire al engullir los alimentos y luego sufren las molestias que los gases provocan en todo el tramo digestivo. **Comer lentamente es muy saludable y relajante.**

2. ¿Es necesario beber mucho líquido?

Lo que más necesita el organismo es agua para mantener la dosis que de esta vital sustancia tiene el cuerpo y compensar las pérdidas que de ella se tiene diariamente a través de la orina, las deposiciones, la piel y la respiración. En condiciones normales se necesita beber un litro y medio de agua, pero si aumentan por distintos motivos las salidas de agua del organismo (temperaturas elevadas, ejercicio, fiebre, diarreas…) se debe aumentar la ingesta. **Un organismo que pierde el correcto nivel de hidratación es como un terreno que se seca, en él no es posible la vida.**

3. ¿Cuántas comidas deben hacerse al día?

Como mínimo se deberían hacer tres comidas al día. Si se consumiese todos los alimentos de esas tres tomas en una sola, no se aprovecharían bien todos sus nutrientes y se formaría una mayor cantidad de grasa. Estar muchas horas sin comer sitúa al cuerpo en unas condiciones de estrés orgánico y condiciona una pérdida de masa muscular. **Repartir la comida en varias tomas y moderar las cantidades es una de las mejores normas dietéticas para conseguir un excelente estado nutritivo y un buen funcionamiento de todo el organismo.**

4. ¿Se puede prescindir de los alimentos vegetales?

No es exagerado afirmar que la vida de los seres humanos depende de los vegetales. **Sin el consumo de vegetales se provocan carencias de sustancias imprescindibles para la vida y la salud.** *Una dieta sin vegetales no solamente sería insuficiente en hidratos de carbono, minerales y vitaminas, sino que también comportaría una ausencia de fibra vegetal necesaria para el buen funcionamiento y la salud del largo intestino del ser humano.*

5. ¿Se puede prescindir de los vegetales crudos?

Sin consumir vegetales crudos, es decir frutas y ensaladas, es muy difícil conseguir una cantidad correcta de vitamina C, *y esta sustancia que el organismo humano no puede fabricar es imprescindible para la vida y la protección de todas las células y tejidos del cuerpo. No mantener los niveles adecuados de vitamina C en el organismo es vivir en un estado de desprotección.*

6. ¿Es correcto mezclar diversos alimentos en una misma comida?

Mezclar los alimentos es correcto y conveniente para la salud y una norma casi imprescindible para asegurar una buena nutrición. *Todas las culturas de este planeta llegaron a conseguir alimentar correctamente a su población gracias a las buenas combinaciones nutritivas que resultan de la mezcla de alimentos, ya que con ello se complementan y aprovechan mejor las proteínas, se potencia la asimilación de algunos nutrientes... Además, el aparato digestivo humano es capaz de hacer la digestión de las distintas sustancias que componen los alimentos aunque se mezclen en una misma comida.*
Son absolutamente falsas las teorías que predican lo contrario.

7. ¿Se puede prescindir de los alimentos de origen animal?

Una dieta que no contenga ningún alimento de origen animal provoca una carencia de vitamina B_{12}, imprescindible para la formación de los glóbulos rojos. *Se pueden practicar dietas con muy pocos alimentos de origen animal pero por lo menos se debe consumir ciertas cantidades de productos lácteos o de huevos, como hacen en las culturas vegetarianas, para no provocar esta importante carencia.*

8. ¿Por qué son importantes los productos lácteos?

Los lácteos son los alimentos que aportan calcio en mayor proporción y de más fácil asimilación. *Resulta muy difícil conseguir la cantidad ideal de calcio que el organismo necesita a diario si no se consumen productos lácteos; la deficiencia continuada de calcio en la época de crecimiento no permite desarrollar el esqueleto con toda la capacidad genética de cada persona y si la carencia se da día tras día, a lo largo de los años provoca una pérdida lenta y progresiva de masa ósea que termina condicionando la salud y la calidad de vida.*

9. ¿Por qué es necesario el consumo de pescado?

Los productos del mar (pescado, mariscos y algas) son una fuente extraordinaria de nutrientes. De todas las sustancias que aportan la más importante para la salud humana es, sin duda, el yodo. Aunque se trata de un oligoelemento que está en el pescado y en el cuerpo humano en muy pequeñas cantidades, es imprescindible para el orden y la armonía interna del organismo y para que el cerebro se desarrolle y funcione durante toda la vida con plenitud. Es uno de los elementos básicos de la inteligencia y resulta muy difícil llegar a la dosis adecuada de yodo sin consumir productos del mar. En el pescado al vital yodo se le añaden sus excelentes proteínas y sus saludables grasas y vitaminas. **Se puede decir que con el consumo de pescado todo son ventajas.**

10. ¿Hay alimentos que no engordan?

Lo único que no engorda es el agua. *Los alimentos contienen hidratos de carbono, proteínas y grasas que a través de las complejas reacciones del metabolismo se utilizan o se pueden transformar en grasa como material de reserva. Que un alimento no contenga nada, o tan solo cantidades mínimas, de grasa no quiere decir que no pueda ser fuente de fabricación de grasa en el organismo. Cuando una persona engorda es importante estudiar cuáles son sus hábitos alimenticios y descubrir de qué tipo de productos está abusando, porque cualquier alimento, consumido en grandes cantidades, puede ser la causa del aumento de peso.*

11. ¿Es saludable mantener una dieta monótona?

No es nada aconsejable caer en la monotonía consumiendo siempre los mismos alimentos. Muchas veces por comodidad, o por causas variadas y complejas, la dieta se confecciona con unos pocos productos y casi sin variaciones a lo largo del año. Hay múltiples estudios mundiales de las carencias y problemas de salud que sufren las poblaciones que tienen a su alcance una corta gama de alimentos. **Se puede afirmar con rotundidad que en la variación está una de las mejores claves de una nutrición completa y equilibrada.**

12. ¿Por qué hay alimentos que no toleramos bien?

Partiendo del concepto de que cada individuo es único e irrepetible, son múltiples los motivos por los que una determinada persona no tolera un alimento en concreto.

Las causas se deben a que cada alimento o producto está compuesto por un enorme número de sustancias y alguna de ellas puede generar sobre un organismo en particular diversas reacciones:

- **Reacciones alérgicas** *muy variadas, que provocan alteraciones inmunológicas medibles analíticamente.*

- **Intolerancia específica** *que cursa con síntomas concretos al ingerir un alimento que es perfectamente tolerado por la mayoría de la población.*

- **Intoxicación alimentaria** *causada por la acción de un alimento o un aditivo sin que el producto esté contaminado por agentes infecciosos.*

- **Idiosincrasia alimentaria** *que aparece como una respuesta orgánica anormal y exagerada al ingerir un alimento o un aditivo a causa de una predisposición genética personal; algunas pueden tener una manifestación similar a la administración de fármacos.*

- **Reacciones adversas metabólicas** *que se manifiestan con una alteración en el metabolismo al ingerir un alimento, debido a alteraciones metabólicas individuales, como las deficiencias en la elaboración orgánica de enzimas.*

Se debe comprender que no todos los alimentos serán saludables y adecuados para todas las personas. Cuando se presenta cualquier tipo de malestar al ingerir un alimento el organismo está dando mensajes de que sufre una agresión.

Deberíamos tener muy clara esta idea: consumir alimentos que causan cualquier síntoma de malestar es provocar daño orgánico y la única solución es abstenerse de dicho alimento, puesto que las agresiones continuadas a la larga pueden ser causa de grandes males. Poco a poco, y con mucha constancia, se desarrollan diversas enfermedades.

ANTIOXIDANTES

CAROTENOS

NUEVAS SUSTANCIAS PROTECTORAS

PREGUNTAS CLAVE

DIETA ANTIENVEJECIMIENTO

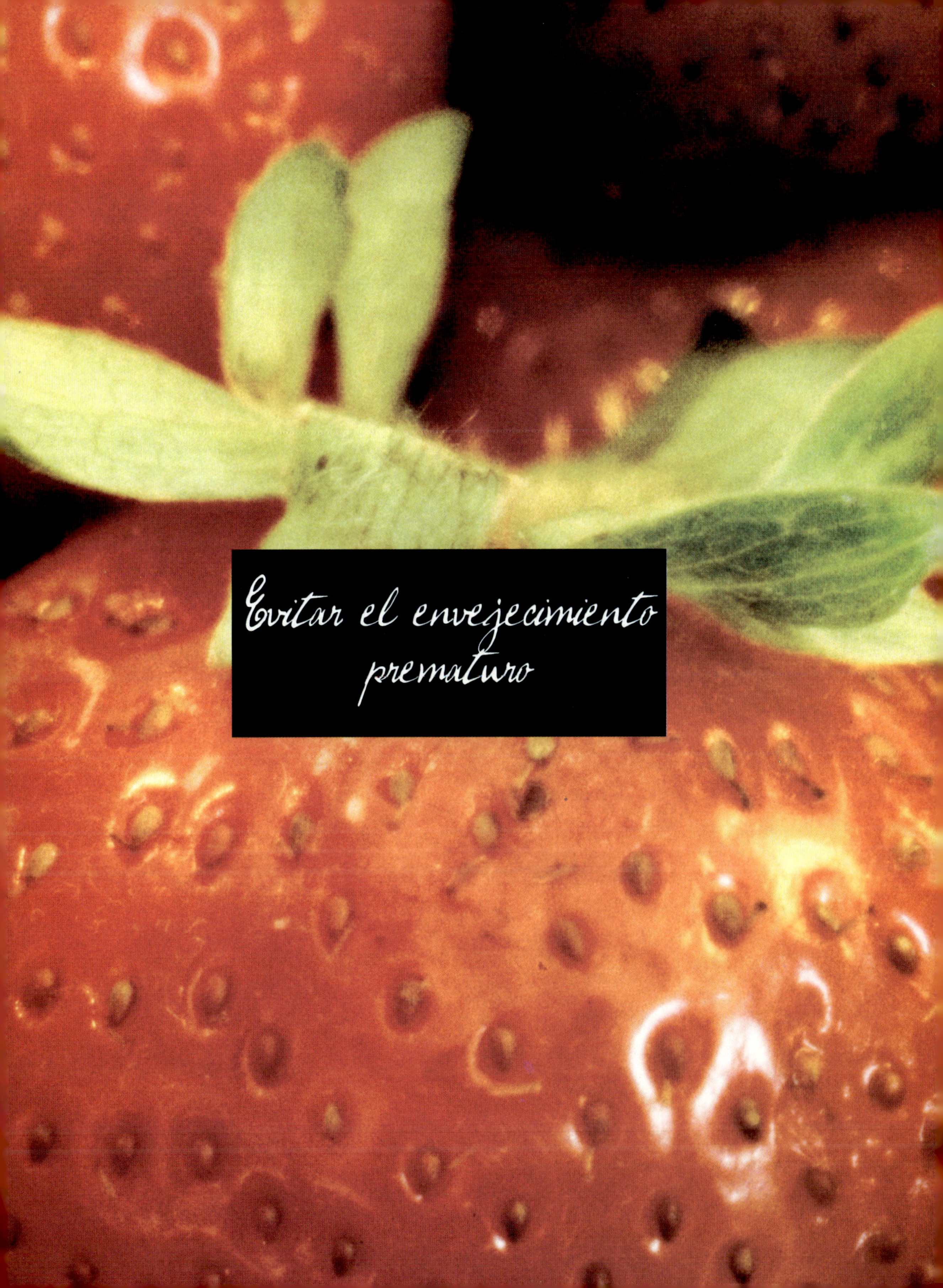

Evitar el envejecimiento prematuro

Evitar el envejecimiento prematuro

Vivir comporta envejecer, pero es sano el deseo de no envejecer prematuramente y preservar la buena salud física y mental, porque es una realidad que se puede vivir una larga vida con plenitud. Para ello debemos mantener nuestro cuerpo en un excelente estado nutritivo que permita controlar un sinfín de reacciones adversas que se dan en el organismo como resultado de nuestra actividad biológica.

Para entender toda la complejidad de la vida debemos recordar que el mismo oxígeno, imprescindible para la vida, es a la vez una sustancia potencialmente tóxica dentro de todos los organismos vivos.

Hasta hace pocos años, la ciencia atribuía esta toxicidad a la formación de agua oxigenada. Sin embargo, en 1975, Friedovich sugirió que la toxicidad del oxígeno es debida a su conversión en superóxido, un potente radical libre y el residuo de la mayoría de las reacciones bioquímicas del organismo.

Desde entonces la teoría de los «radicales libres» como potentes sustancias químicas que causan deterioros orgánicos se ha ido ampliando para dar paso al conocimiento de cómo prevenir la agresividad de estos radicales libres.

Cuando hay un exceso de radicales superóxido se aceleran los procesos de envejecimiento de los tejidos a nivel de las células, debido a un sinfín de modificaciones, y se ven especialmente atacados los lípidos de la membrana celular.

Pero no es solo el oxígeno el responsable de los daños orgánicos: las sustancias tóxicas, que se hallan en el aire, el agua, los alimentos, el tabaco y el medio ambiente, junto con las radiaciones, son las causas más comunes de formación de potentes radicales libres, sin olvidar las tan negativas situaciones de estrés. Estos daños o deterioros orgánicos son los responsables directos de cualquier envejecimiento prematuro y de la aparición de enfermedades que en la actualidad nos preocupan tanto como las patologías cardiovasculares o el cáncer.

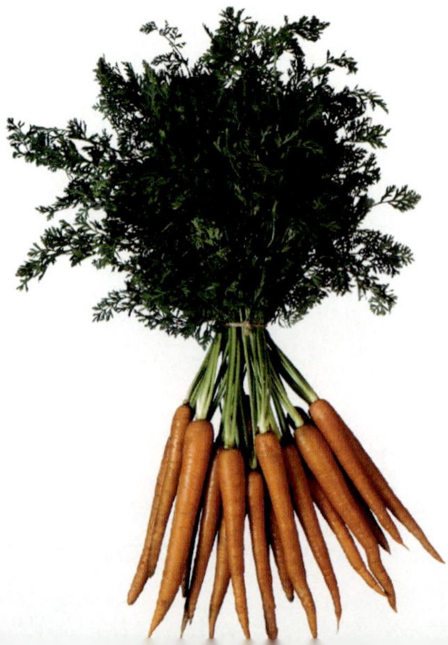

Antioxidantes

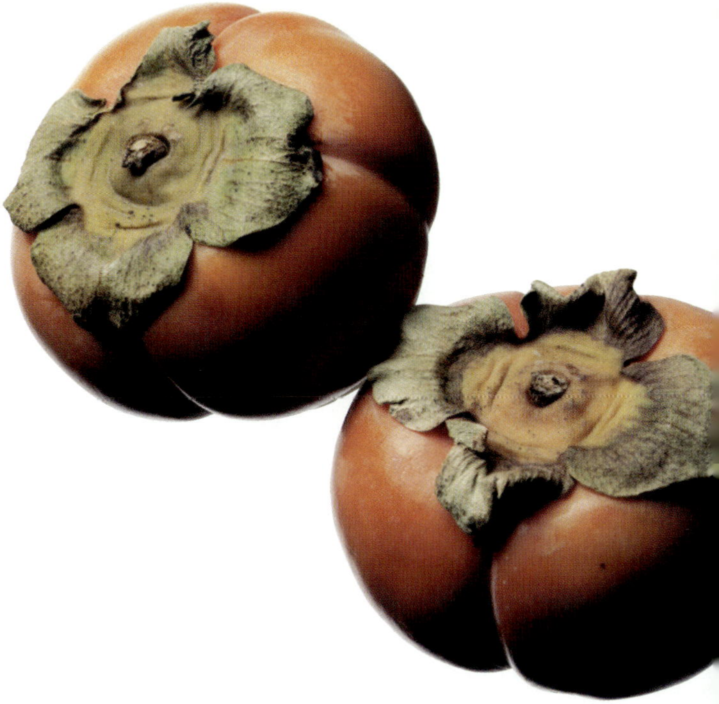

El cuerpo humano controla los radicales libres mediante sustancias de naturaleza proteica llamadas enzimas, que fabrica a nivel orgánico, y mediante cantidades adecuadas de nutrientes llamados antioxidantes como las vitaminas A, C y E, y oligoelementos como el selenio y el zinc. Con ellos se pueden constituir unas óptimas defensas celulares que evitan el envejecimiento prematuro y la aparición de enfermedades.

Este sistema protectivo celular antioxidante previene y evita el ataque de los radicales libres a las proteínas y los lípidos de las membranas celulares, necesarios para el buen funcionamiento y la integridad de las células y tejidos.

LOS ANTIOXIDANTES SON CAPACES DE ANULAR DIVERSOS RADICALES LIBRES QUE CAUSAN ENFERMEDADES RESPIRATORIAS, INFLAMATORIAS Y DEGENERATIVAS DE LOS HUESOS O ATEROESCLEROSIS; OTRO DE LOS PAPELES IMPORTANTES DE LOS ANTIOXIDANTES ES SU CONTRIBUCIÓN EN LA INHIBICIÓN DEL DESARROLLO DEL CÁNCER.

Cuando existen ciertas deficiencias nutricionales, el exceso de radicales libres reacciona muy rápidamente alterando los lípidos de las membranas celulares. Estas sustancias dañadas deben ser reparadas o eliminadas para que la función celular normal se restablezca. Si esta reparación no es posible puede dar lugar a múltiples enfermedades y se acorta la vida de las células.

En ausencia de antioxidantes, la propagación del deterioro de los lípidos de membrana ocurre en una temible secuencia de etapas de propagación en cadena, y solo se puede parar por la presencia de sustancias antioxidantes. Por ello las sustancias antioxidantes son absolutamente necesarias para proteger las células y tejidos de un envejecimiento prematuro.

El estado de salud personal está directamente relacionado con el grado de estrés por oxidación impuesto por múltiples factores personales: hábitos de vida, nutrición, efecto de las radiaciones...

LAS SUSTANCIAS Y LAS ENZIMAS NECESARIAS PARA EL ADECUADO FUNCIONAMIENTO DEL SISTEMA DE DEFENSA ANTIOXIDANTE SON DERIVADAS DE NUTRIENTES ESENCIALES, LOS CUALES DEBEN SER OBTENIDOS DE LA DIETA.

Debemos conocer por tanto cada uno de estos nutrientes que componen el sistema defensivo antioxidante para introducirlos adecuadamente en la dieta diaria, como la mejor pauta contra el envejecimiento prematuro.

VITAMINA A = RETINOL
PROVITAMINA A = CAROTENO

La vitamina A tiene una potente acción antioxidante por su capacidad de neutralización del oxígeno. Los carotenos presentan una mayor capacidad antioxidante que la propia vitamina A.

El retinol es una vitamina soluble en grasas, y solo se encuentra en animales, que lo obtienen de otros tejidos de animales o por transformación del caroteno procedente de los vegetales. Pero no todos los carotenos son precursores de retinol.

Un organismo adulto bien alimentado contiene unos 150 miligramos de vitamina A, el 90 % en el hígado y el resto en otros órganos: tejido adiposo, sangre

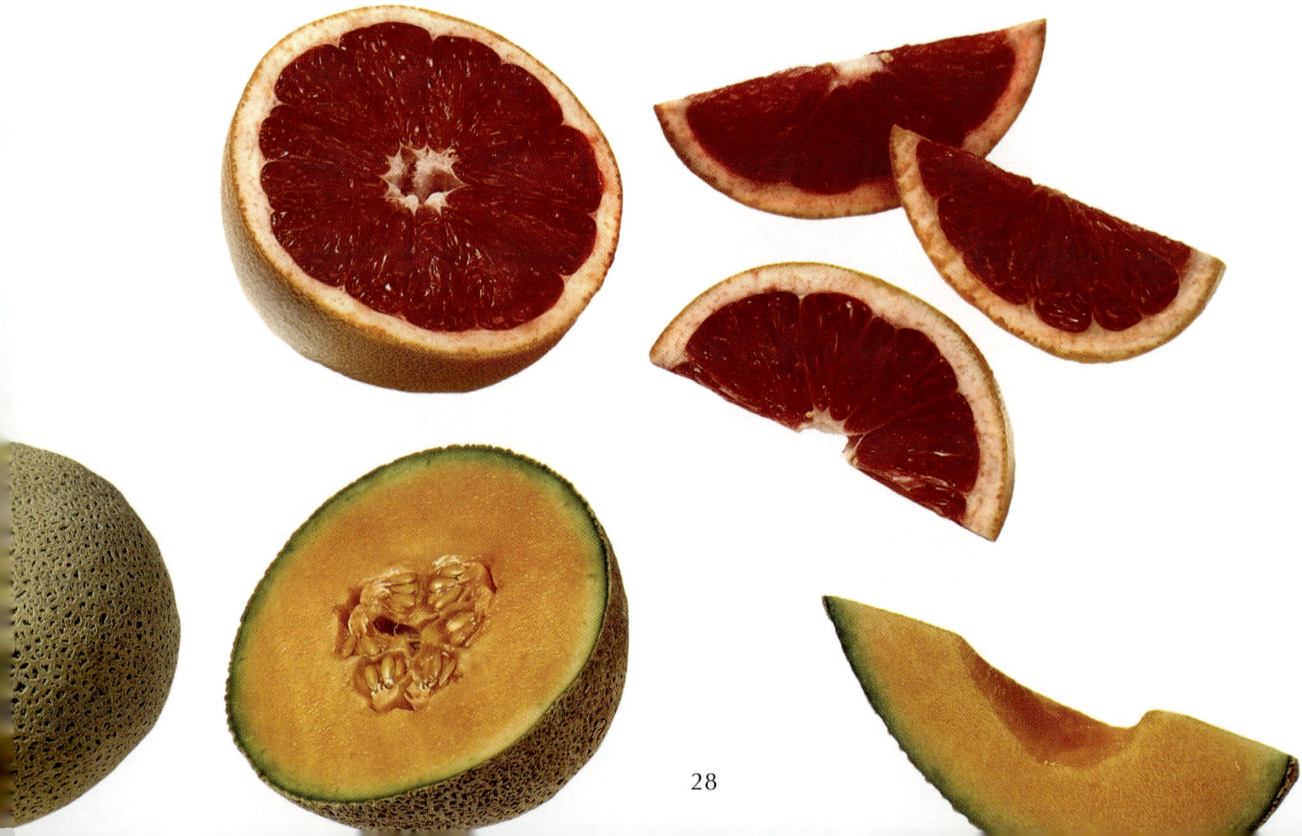

y en la retina del ojo para hacer posible la visión.

El síntoma más precoz de la deficiencia de vitamina A es la ceguera nocturna, esto es, dificultad en adaptarse a la oscuridad, viniendo de una zona bien iluminada. La deficiencia de vitamina A es una causa corriente de ceguera en los niños de países subdesarrollados.

Además de su acción en la visión, la vitamina A es un factor de crecimiento, mantiene la integridad de las células epiteliales que humedecen el tracto respiratorio y otros tejidos internos y externos. Su deficiencia produce alteración en estos tejidos y desecación de la piel.

La vitamina A se califica como vitamina antiinfecciosa porque su falta ocasiona la rotura de la continuidad de los epitelios, lo que origina una vía de penetración para las infecciones. Entre otras de sus funciones está la de favorecer la reserva de glucosa en el hígado y es también necesaria para que se realice con normalidad la osificación craneana.

La absorción de la vitamina A tiene lugar en el intestino delgado, pasa a la vía linfática y se acumula en el hígado, por lo que su exceso es perjudicial para la salud, aunque prácticamente es imposible acumular una sobredosis de esta vitamina a partir de una fuente alimenticia, puesto que en los alimentos no se alcanzan concentraciones suficientes, pero sí se han dado casos por consumo abusivo de suplementos farmacológicos.

Las recomendaciones están sobre los 900 microgramos de retinol al día para mantener unos niveles plasmáticos adecuados. La cantidad de carotenos necesaria para cubrir las necesidades de vitamina A es el doble que la de retinol.

Carotenos

Los carotenos se convierten en retinol o vitamina A en la pared intestinal, por lo que, salvo que se consuman grandes cantidades de vegetales ricos en carotenos, se encuentra muy poca cantidad de estas sustancias en sangre.

La capacidad intestinal de convertir los carotenos en vitamina A tiene un límite, e ingerir grandes cantidades de productos ricos en carotenos puede ocasionar una determinada concentración sanguínea de estas sustancias que por su condición de pigmentos puede dar una coloración amarillenta a la piel, que no tiene ningún efecto patológico y sí un efecto protector cutáneo.

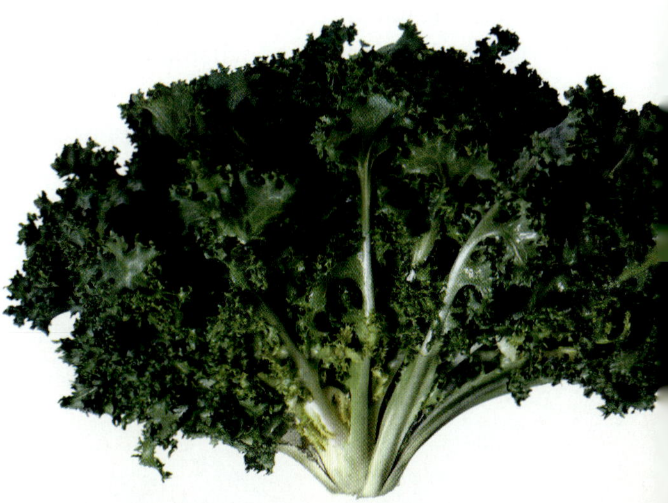

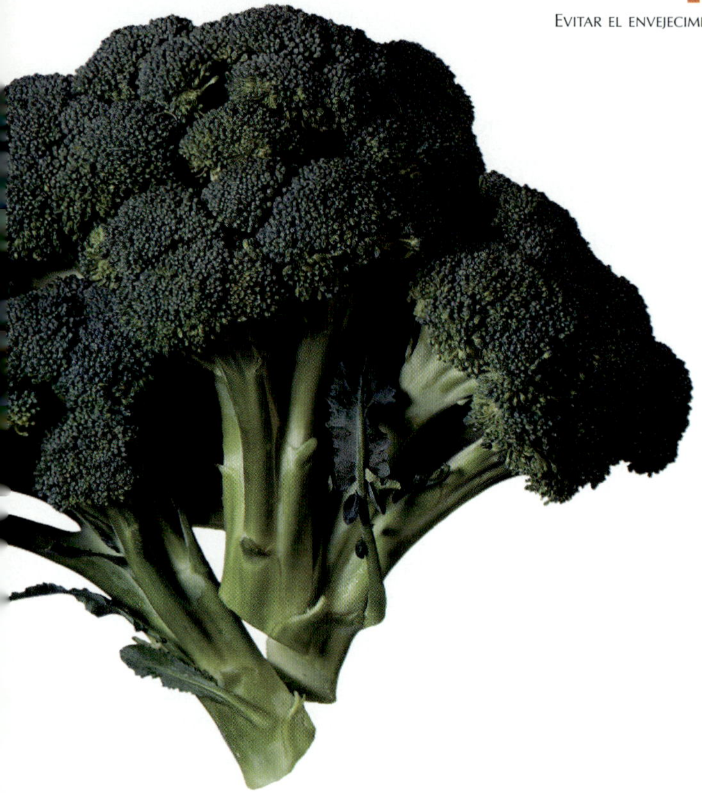

Los carotenos se encuentran en muchos vegetales y ejercen múltiples funciones de protección tanto en los vegetales como en los animales. Los que se encuentran en mayor cantidad en la sangre humana, como resultado de una dieta variada, son: beta-caroteno, alfa-caroteno, luteína, zeaxantina, licopeno y criptoxantina. Los tres primeros se pueden transformar en vitamina A en el organismo.

Los **beta y alfa-carotenos** se encuentran en todos los vegetales verdes y de coloración naranja, así como en frutas de tonos amarillentos.

La **luteína** se encuentra en grandes cantidades en las espinacas, el brócoli y la yema de huevo, también está presente en el maíz, en las frutas de primavera y verano, y en las frutas tropicales.

El consumo de luteína tiene un efecto de importante protección en la aparición de alteraciones oculares, evitando la degeneración macular y las cataratas. La luteína actúa como filtro de la luz y como potente antioxidante que neutraliza los radicales libres provocados por la luz solar.

La luteína, junto con la **zeaxantina** (muy abundante en el maíz), protege la retina, evita el envejecimiento de los tejidos del ojo y tiene un papel importante favoreciendo la mejoría de la visión en distintas enfermedades oculares.

El **licopeno**, este pigmento de color rojo presente en grandes cantidades en los tomates y sandías, aunque no se

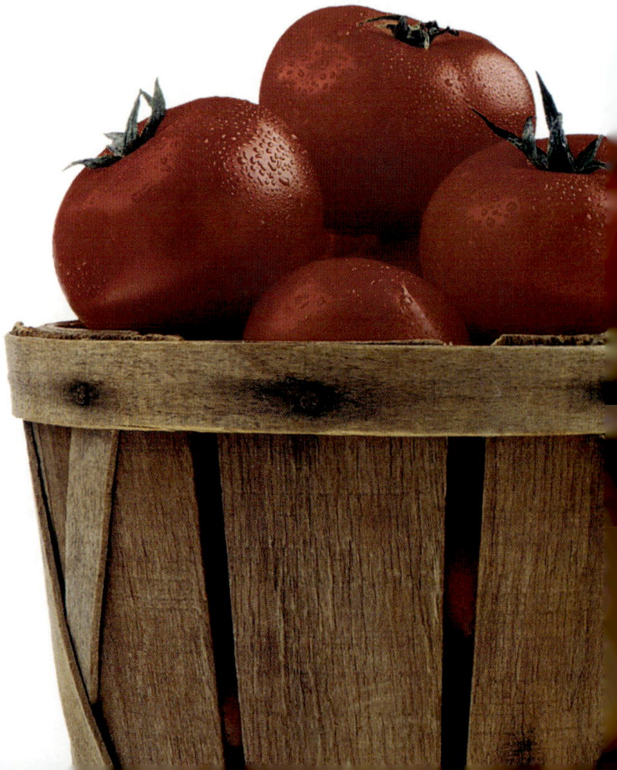

puede transformar en vitamina A en el organismo, es el caroteno con mayor capacidad antioxidante por su gran potencial de neutralizar radicales libres; este poder se potencia interaccionando con las vitaminas E y C. Con una dieta alta en licopeno se favorece la protección de la mucosa gástrica y se consigue la presencia de este caroteno en sangre, en el hígado, testículos y próstata. Su presencia en el suero sanguíneo constituye un factor de protección de enfermedades cardiovasculares y está asociado a una menor incidencia de cáncer de estómago, pulmón y próstata.

EJEMPLO DE ALIMENTOS RICOS EN VITAMINA A EN MICROGRAMOS EQUIVALENTES DE RETINOL

Contenido en µg. por 100 g de alimento	
ACEITE DE HÍGADO DE PESCADO	1.800
ZANAHORIAS	1.350
PEREJIL	675
BERROS, ESPINACAS	545
QUESO CURADO	320
MANTEQUILLA	800
HUEVO	225
ALMEJAS Y OTROS MOLUSCOS	250
SARDINA Y ATÚN	60
PEZ ESPADA	500
ANGUILA Y ANGULAS	1.000
MANGO	475
CAQUIS	160
MANDARINA	105
PAPAYA	95

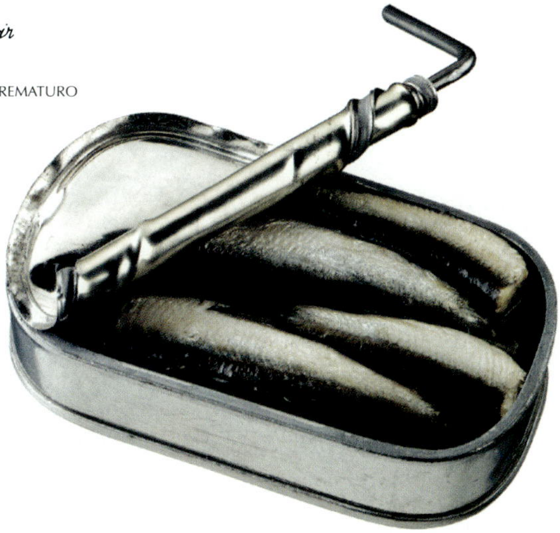

Vitamina C = ácido ascórbico

Numerosas investigaciones han puesto de manifiesto el importante papel bioquímico de la vitamina C en el organismo humano.

Es imprescindible para la fabricación de colágeno, que es un auténtico cemento intercelular.

El papel de la vitamina C consiste en mantener la integridad del tejido conectivo colaborando en la formación de la sustancia básica intercelular o matriz que mantiene unidas las células de las paredes de los capilares sanguíneos, de los huesos, de los dientes... La carencia de vitamina C se conoce como «escorbuto» y los síntomas de esta enfermedad son derivados de la alteración del tejido conectivo: las encías se hinchan, sangran y se infectan con facilidad, en torno a los folículos pilosos se presentan hemorragias cutáneas y surgen hematomas.

Otra de las funciones importantes de la vitamina C es su intervención en la absorción del hierro de la dieta y su transporte por el plasma sanguíneo.

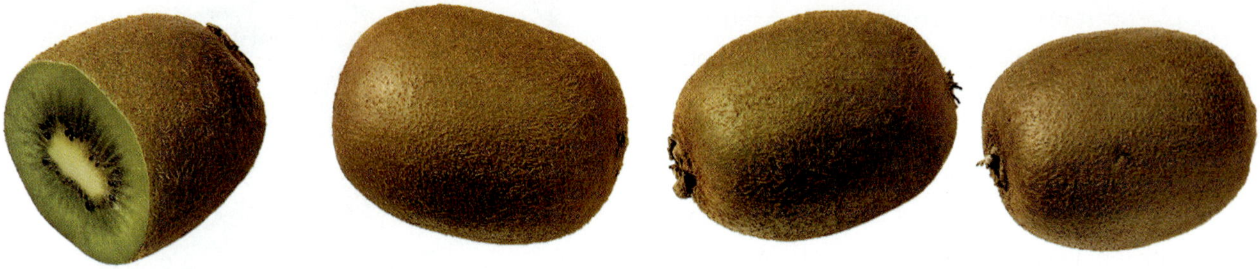

Cuando el organismo está saturado de vitamina C su contenido en los leucocitos, o células sanguíneas de defensa, es de 20 a 40 microgramos por 100 mililitros. En todo el organismo se llegan a acumular unos 5 gramos de ácido ascórbico distribuidos por todos los tejidos, que se benefician de su importante función antioxidante. La vitamina C se elimina fácilmente por la orina impidiendo así su exceso en el organismo.

Cuando la vitamina C actúa como antioxidante, es ella la que se oxida: 3,3 miligramos de vitamina C reaccionan con 1 centímetro cúbico de aire. En ausencia de oxígeno es muy estable.

La vitamina C se destruye rápidamente en diversas circunstancias: en condiciones alcalinas se oxida fácilmente; en condiciones ácidas es bastante estable. La velocidad de destrucción se acelera por la acción del calor y por ser muy hidrosoluble.

La vitamina C solo la obtenemos de alimentos vegetales, pero su destrucción se inicia tan pronto el alimento ha sido recolectado y, en las frutas, al pelarlas o trocearlas.

La vitamina C es un potente anulador de los radicales libres, ya que tiene la capacidad de transformarlos en moléculas estables no agresivas, por lo que protege a todo el organismo de deterioros, desde el envejecimiento cutáneo a enfermedades cardiovasculares, y actúa como anticancerígeno.

La dosis de vitamina C recomendada varía desde 50 miligramos al día para un adulto en condiciones óptimas hasta más de 100 miligramos para individuos cuyo organismo esté sometido a situaciones de estrés, como es el caso de los fumadores o de los que realizan diversas actividades físicas.

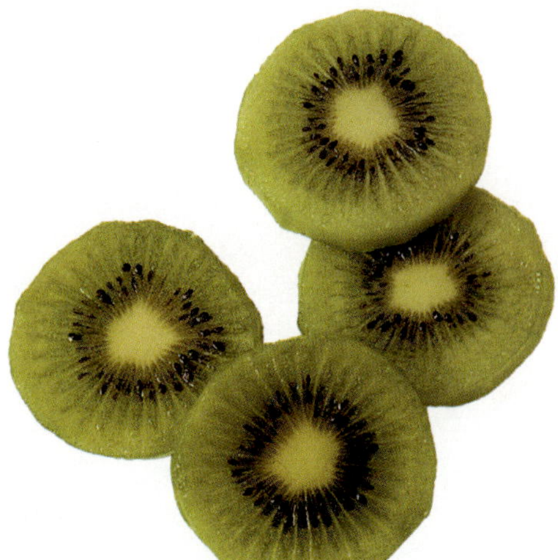

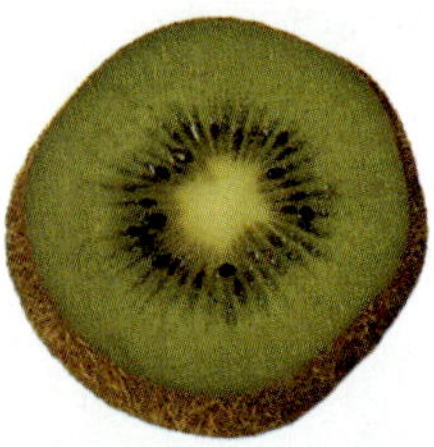

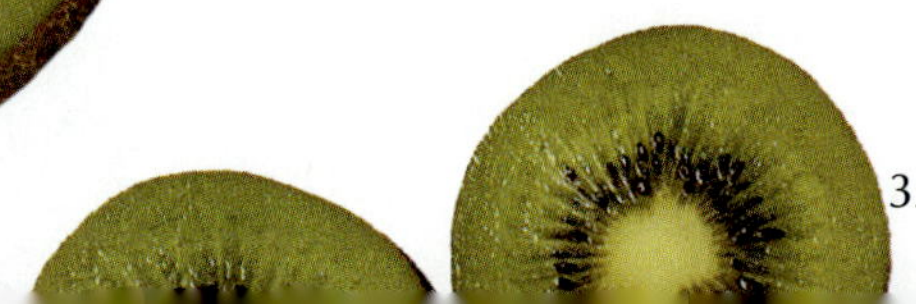

EJEMPLO DE ALIMENTOS RICOS EN VITAMINA C

Contenido en µg por 100 g de alimento	
PEREJIL	190
PIMIENTO	120
BRÓCOLI	115
GROSELLAS	200
KIWI	90
PAPAYA	80
FRESAS Y FRESONES	60
CÍTRICOS	50

Vitamina E = tocoferol

La vitamina E es esencial en la dieta humana, debido a que su carencia desarrolla una anormalidad en la membrana de los glóbulos rojos.

Los tejidos deficitarios de vitamina E, particularmente el músculo cardíaco y esquelético, consumen oxígeno más rápidamente que los tejidos con dosis normales. Este consumo excesivo de oxígeno se relaciona con el deterioro de los ácidos grasos insaturados de sus células, lo que origina una distrofia muscular. En otros órganos como en el hígado, la deficiencia de vitamina E comporta profundas perturbaciones de sus células.

Entre las funciones biológicas de la vitamina E hay que destacar su actuación sobre el metabolismo en general, economizando oxígeno, favoreciendo la reserva hepática de vitamina A y ejerciendo una acción antioxidante sobre las vitaminas A, C y los carotenos.

Se almacena cantidades considerables de vitamina E en la grasa del músculo. Su carencia provoca debilidad y rigidez muscular.

La vitamina E inhibe los procesos de ranciedad y la oxidación de la vitamina A en las grasas naturales. La estabilidad de muchas grasas frente a la oxidación depende en gran parte del contenido en tocoferoles.

Los tocoferoles son muy estables al calor, puesto que su destrucción empieza a partir de 200 °C. La vitamina E actúa como antioxidante al oxidarse antes que las grasas.

La vitamina E protege los lípidos de las membranas celulares y las lipoproteínas del ataque de los radicales libres, inhibiendo la formación de coágulos y las placas de ateroma, por lo que es una gran aliada para evitar enfermedades cardiovasculares.

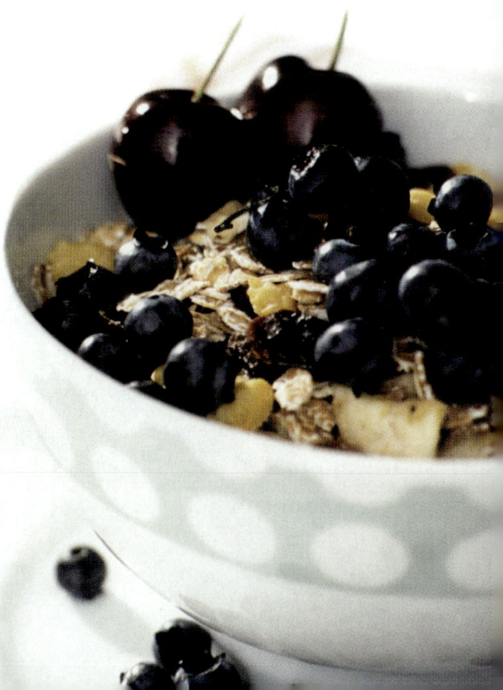

LA FUENTE PRINCIPAL DE TOCOFEROLES SON LOS ACEITES VEGETALES, LOS FRUTOS SECOS, EL GERMEN DE LOS CEREALES Y LOS VEGETALES DE HOJAS VERDES.

Una dieta alta en los recomendables ácidos grasos poliinsaturados debe contener también una alta dosis de vitamina E, que es el gran protector de estos ácidos grasos; lo contrario supondría un riesgo para la salud.

Selenio

El selenio en nutrición humana está considerado un oligoelemento y, como su nombre indica, debe estar presente en la dieta en muy pequeñas cantidades porque es un componente imprescindible de una de las enzimas antioxidantes más activas del metabolismo que protege las membranas de muchas células del cuerpo. Esta enzima tiene un papel antioxidante muy semejante al de la vitamina E. En experimentación animal se ha comprobado que numerosas enfermedades están provocadas por una deficiencia simultánea de selenio y vitamina E, y su prevención o curación se consigue con el aporte de estos dos antioxidantes.

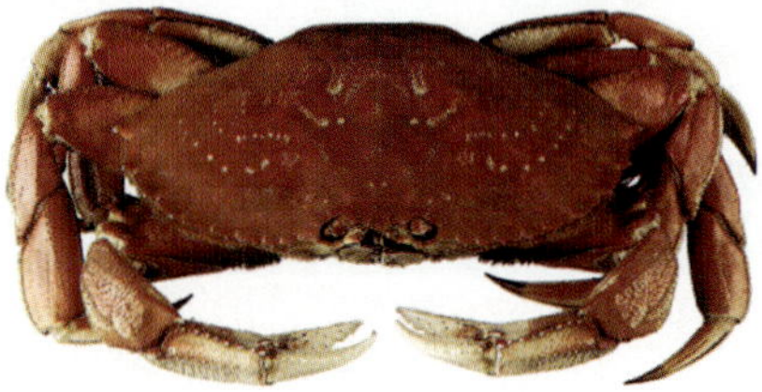

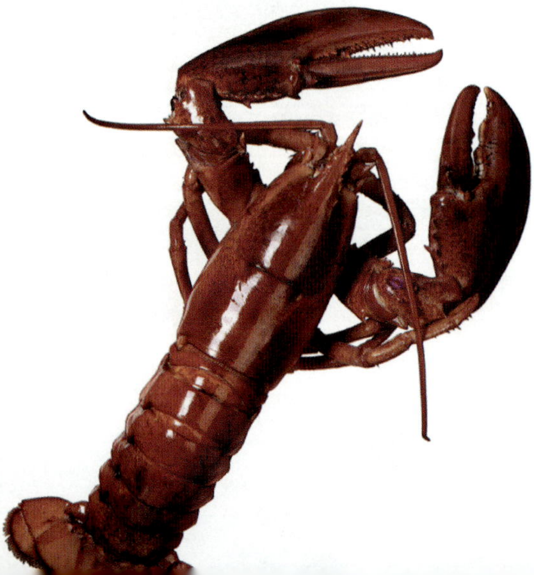

El contenido de selenio es seis veces mayor en el ojo normal que en el afectado de cataratas.

La ingesta recomendable de selenio está entre 30 y 40 microgramos al día. Pero es aconsejable no catalogar a este nutriente en la categoría de «si un poco es bueno, mucho será mejor». Aunque la respuesta puede ser variable y relacionada con el peso corporal, una ingesta superior a 1 miligramo al día puede llegar a ser tóxica.

La ingestión de selenio de una población depende mucho del suelo en el que han crecido los productos alimentarios; en efecto, en el mundo se conocen zonas en que la falta de selenio es endémica.

La mejor fuente de selenio es el calostro y la leche materna. Durante la lactancia el cuerpo materno pierde de unos 13 a 15 microgramos de selenio por cada 750 mililitros de leche.

Los mariscos, las setas, los huevos y las levaduras cultivadas son buenas fuentes dietéticas de selenio; los niveles en cereales y otras semillas, por otra parte, dependen del suelo en que se cultivan.

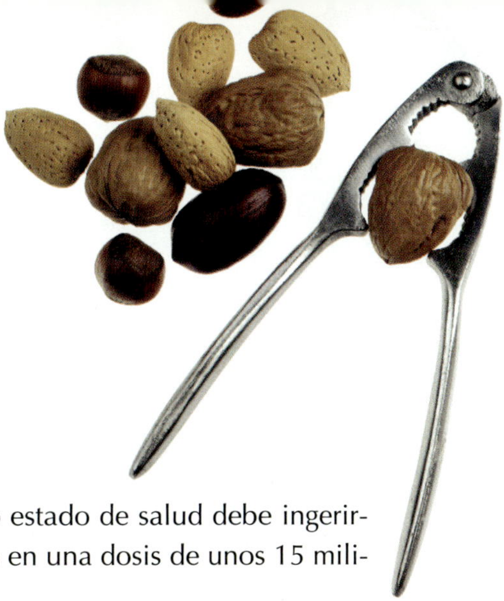

Zinc

Este mineral que interviene en múltiples funciones orgánicas es imprescindible para un correcto crecimiento y desarrollo y para asegurar un buen funcionamiento del sistema inmunitario, también interviene en las funciones sensoriales del gusto y el olfato, ejerciendo una función protectora de las mucosas nasales y bucales, y es un componente de la insulina.

Participa, asimismo, en el metabolismo de la más potente enzima antioxidante y de la vitamina E, por lo que podemos afirmar que una carencia de zinc dejaría al sistema antioxidante sin capacidad de actuar.

Este mineral es uno de esos nutrientes que debe ser aportado de una manera continuada a lo largo de toda la vida, porque no disponemos de importantes reservas corporales de él. Para asegurar un óptimo estado de salud debe ingerirse a diario en una dosis de unos 15 miligramos.

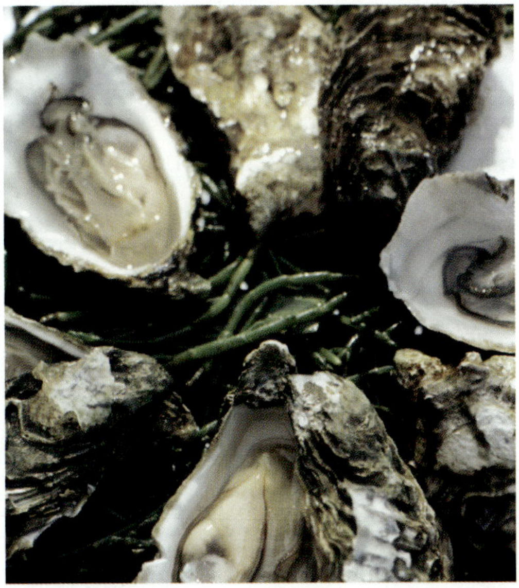

Varios componentes de la dieta pueden interferir con la buena absorción intestinal del zinc, por lo que es relativamente fácil que se produzca un déficit.

Los huevos y los mariscos, junto con las carnes, son los alimentos que aportan el zinc de una manera más aprovechable para el organismo. En el mundo vegetal destaca el alto contenido de la levadura de cerveza, el germen de los cereales y las pipas de girasol.

EJEMPLO DE ALIMENTOS RICOS EN ZINC

Contenido en µg por 100 g de alimento	
OSTRAS	52
GERMEN DE TRIGO	15
CARNE DE CABALLO	6
GAMBAS Y LANGOSTINOS	3,5
QUESOS CURADOS	3,5
HUEVO	1,5
FRUTOS SECOS	9,5
LEGUMBRES	4,0

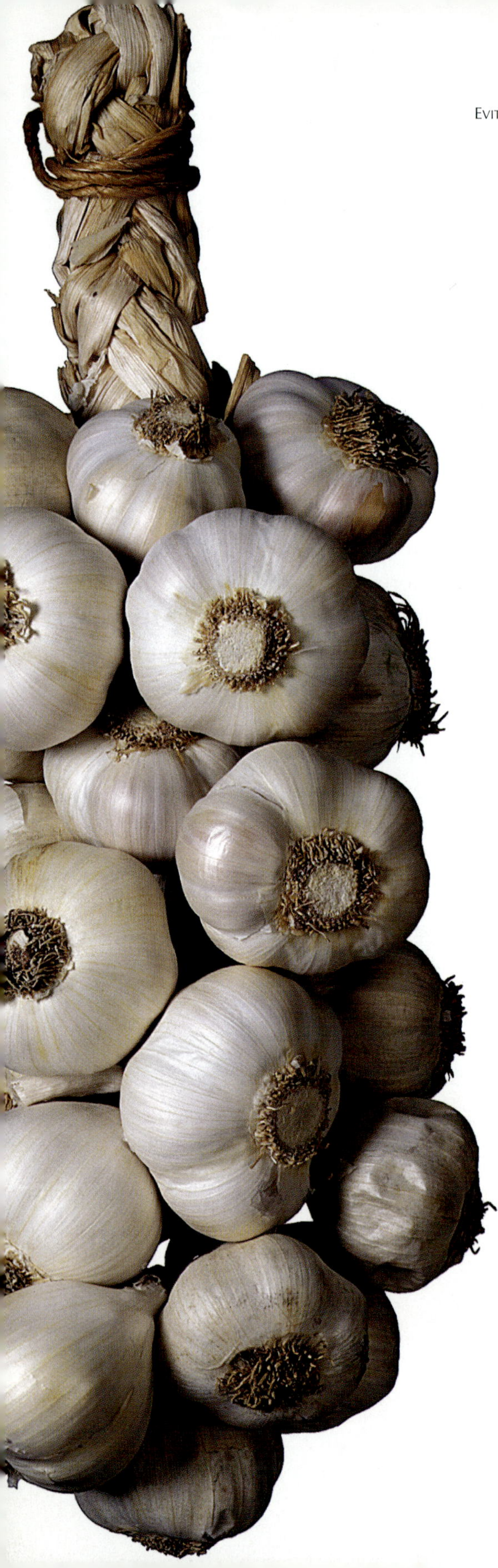

Nuevas sustancias protectoras

A las conocidas vitaminas y minerales u oligoelementos se deben añadir una serie de sustancias de origen vegetal con importantes efectos antioxidantes y protectoras de la salud.

La ciencia moderna ha ido identificando sustancias presentes en vegetales, estudiando su composición y catalogándolas como altamente saludables al conocer, gracias a numerosos estudios, sus efectos sobre el cuerpo humano.

Entre estas sustancias destacan los compuestos **polifenólicos** que, por su bajo peso molecular, se absorben fácilmente y por ello pueden estar presentes en el plasma sanguíneo y en los tejidos. Se ha comprobado el aumento de la capacidad antioxidante después de la ingesta de alimentos ricos en estas sustancias.

Estos polifenoles se clasifican en varios grupos: antocianos, isoflavonas, flavonas, flavonoles, chalconas... todos estos nombres van haciéndose familiares para la población como en su tiempo se hicieron las vitaminas.

En la actualidad se siguen estudiando sus efectos farmacológicos y se puede asegurar que los flavonoides tienen efectos protectores cardiovasculares; los antocianos desempeñan un marcado papel en la protección de los problemas oculares y en la insuficiencia venosa.

Algunos flavonoides como el resveratrol, además de una capacidad de evitar la formación de trombos, poseen un comprobado efecto anticancerígeno; otros, como la hesperidina y la rutina, son eficacísimos antioxidantes en conjunción con la vitamina C.

Existen alimentos especialmente ricos en esta familia de sustancias polifenólicas como son las uvas y otras frutas de arbusto como todas las llamadas frutas rojas, el té, las aceitunas y su aceite, los cítricos, las legumbres y el polen.

Todos los vegetales en general poseen sustancias protectoras de la salud. Entre ellos cabe destacar los sulfúranos de las coles, con un importante papel anticancerígeno, u otros derivados de azufre presentes en ajos y cebollas, con múltiples efectos protectores de la salud.

Estamos por tanto frente a un nuevo campo de conocimiento que abre grandes esperanzas en la campaña contra el envejecimiento prematuro y la prevención o el control de muchas enfermedades. Ya son múltiples las aplicaciones de algunas de estas sustancias en el control de las alteraciones que aparecen con la menopausia, en problemas cardiovasculares...

Debemos aceptar todas estas sustancias como hermosos regalos de la naturaleza y saberlas aprovechar en beneficio de la salud y de la plenitud vital. El secreto está en incorporar a la dieta grandes cantidades de vegetales: legumbres, frutas, verduras... para impregnar a diario el organismo de buenos antioxidantes vegetales con múltiples efectos reguladores de nuestras células y tejidos.

Una vez más el concepto dietético de que una buena alimentación se basa en un gran consumo de productos de origen vegetal, combinado con pequeñas cantidades de alimentos de origen animal, adquiere un importante fundamento científico.

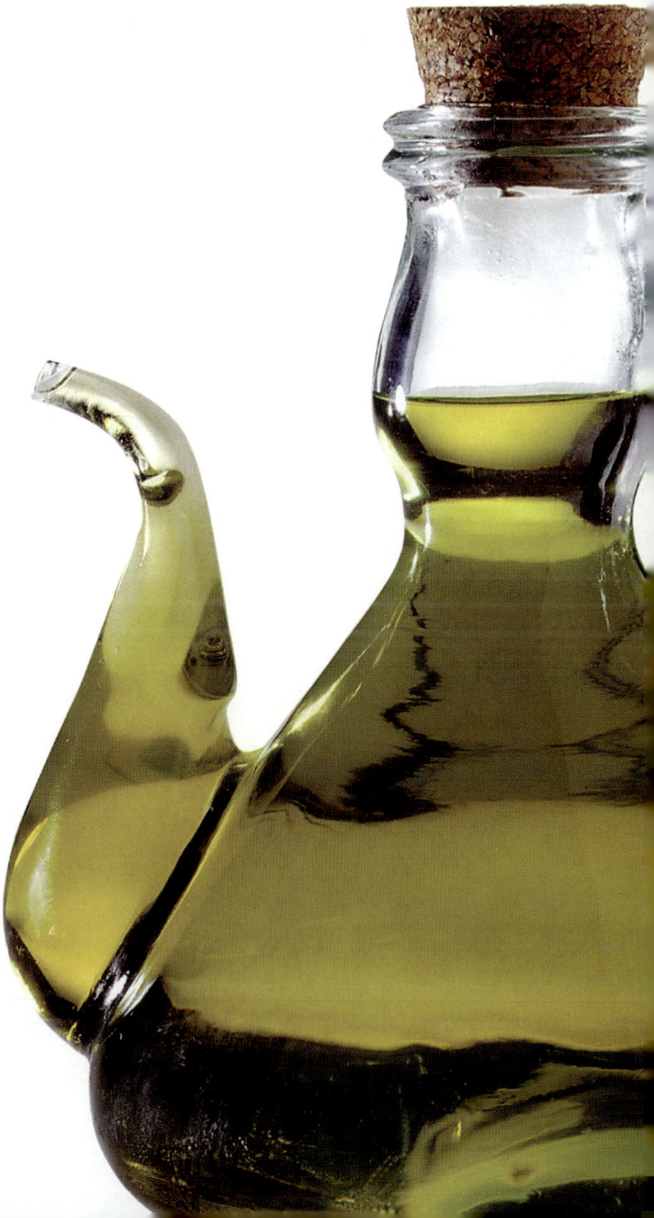

Preguntas clave

1. ¿Qué son los radicales libres?

Los radicales libres son sustancias con una gran capacidad de reaccionar con otras sustancias. *Químicamente se definen como moléculas que poseen uno o más electrones desapareados en su órbita externa. Esta característica les confiere una gran inestabilidad energética que les lleva a captar electrones de otras moléculas, y esto supone oxidarlas, para completar su órbita, lo que ocasiona nuevas moléculas inestables y reactivas.*

La acción de los radicales libres se podría definir como una reacción en cadena de oxidación y de creación de inestabilidad molecular que comporta deterioro de moléculas y tejidos orgánicos, puesto que los radicales libres están y se forman en el organismo humano y en toda la naturaleza. Para proteger y frenar la acción de los radicales libres se requiere de sustancias con capacidad antioxidante.

2. ¿Sin antioxidantes se puede vivir?

Sin la presencia de antioxidantes el deterioro oxidativo que provocan los radicales libres sobre las moléculas conduce a la muerte celular. *No es exagerado decir que la vida es posible en este planeta gracias a las sustancias con capacidad antioxidante.*

Es muy educativo saber que el estrés por oxidación que provocan los radicales libres produce alteraciones en todas las células del organismo, acortando su vida, modificando su estructura y produciendo envejecimiento prematuro. Por todo ello hay que calificar a los antioxidantes como los protectores de la vida y la salud.

3. ¿Los antioxidantes protegen solo del envejecimiento?

Cuando se dan fenómenos de oxidación de unas moléculas básicas de la vida –los ácidos nucleicos, ADN y ARN–, estas sufren alteraciones que producen a su vez alteraciones en la replicación genética. En la regeneración celular, como si de una fotocopiadora se tratase, si aparece un defecto en una copia y las otras fotocopias se hacen a partir de la defectuosa, estas replican el error. Las alteraciones producidas por radicales libres están relacionadas con la mutación celular y la aparición de células cancerígenas. **Por ello los antioxidantes son potentes protectores frente a muchas enfermedades.**

4. ¿El abuso de antioxidantes puede ser perjudicial para la salud?

Lo primero que se debe afirmar es que a través de alimentos naturales, sin que estos estén enriquecidos en nutrientes, es prácticamente imposible provocar un exceso de antioxidantes, puesto que están en unas concentraciones que solo ingiriendo cantidades exageradísimas de alimentos podrían llegar a sobrepasar las dosis nutricionales recomendadas.
Consumiendo suplementos o alimentos fuertemente enriquecidos (aunque la mayoría de los alimentos enriquecidos lo están en dosis moderadas y adecuadas) se puede llegar a sobrepasar las dosis saludables y hay que recordar que algunas vitaminas, como la A, pueden ser tóxicas en grandes concentraciones o que otras pueden interferir en el metabolismo de algunos nutrientes.
Lo correcto es asegurar una buena dosis de antioxidantes con una dieta muy variada, y si se utilizan suplementos que sean productos naturales como el ginseng, el polen o algas como la espirulina.

5. ¿Tomando vitamina A se puede prescindir de los carotenos?

No se debería nunca prescindir de los carotenos, *porque aunque una de sus principales funciones es la de transformarse en vitamina A, las otras virtudes de los carotenos, con sus potentes efectos antioxidantes y protectores de muchas enfermedades, son de vital importancia para evitar el envejecimiento de muchos tejidos.*
Numerosos estudios de dietas con un elevado contenido en carotenos han observado sus efectos beneficiosos y no han detectado ninguno adverso o negativo para la salud.
Un ejemplo sería la prevención de las cataratas por efecto de carotenos como la luteína y la zeaxantina al depositarse de una manera selectiva en el cristalino del ojo.

6. ¿Cómo se asegura una cantidad óptima de vitamina C?

En nutrición se dan recomendaciones internacionales sobre distintos nutrientes para que no aparezcan enfermedades por carencias. Gracias a los numerosos conocimientos de las funciones de algunas sustancias que además de ser imprescindibles para vivir, como la vitamina C, son garantía de una mejor calidad de vida, se pueden aumentar sus dosis, siempre sin caer en exageraciones, y así situar al organismo en un estado óptimo.
Para alcanzar una cantidad óptima de vitamina C se debe introducir de una manera cotidiana y abundante alimentos muy ricos en esta vitamina y no dejar que pasen días sin una reposición continuada, porque la vitamina C se destruye constantemente dentro del organismo.

7. ¿Cómo se asegura una dosis correcta de vitamina E?

La vitamina E es un seguro de salud, especialmente cardiovascular y cerebral, y por ello se debe dar prioridad a los alimentos que la aportan, aunque tengan un alto contenido calórico.

Consumir cada día un mínimo de una cucharada sopera de aceite de oliva y unos 100 gramos de frutos secos a la semana es el mejor seguro para no sufrir una carencia de vitamina E. El control de las calorías de la dieta no depende solo de la ingesta de estos alimentos, sino de la suma total de todas las comidas.

8. ¿La falta de minerales puede acelerar el envejecimiento?

Exactamente igual que la producción de un terreno de cultivo, la regeneración celular depende de la dosis de minerales de que se disponga. Los minerales regulan, controlan y hacen posibles las reacciones orgánicas.

Una falta de minerales deja al organismo en pésimas condiciones para mantener su vitalidad y formar correctamente todas sus células.

El beneficio que se observa, en la salud general y en la mejoría del estado de juventud corporal, con el consumo de algunos alimentos como por ejemplo el ginseng, el polen, los frutos secos o las algas, es debido en gran parte a que suponen una auténtica remineralización del organismo y tienen un efecto semejante al de abonar un terreno, manteniéndolo en un óptimo equilibrio.

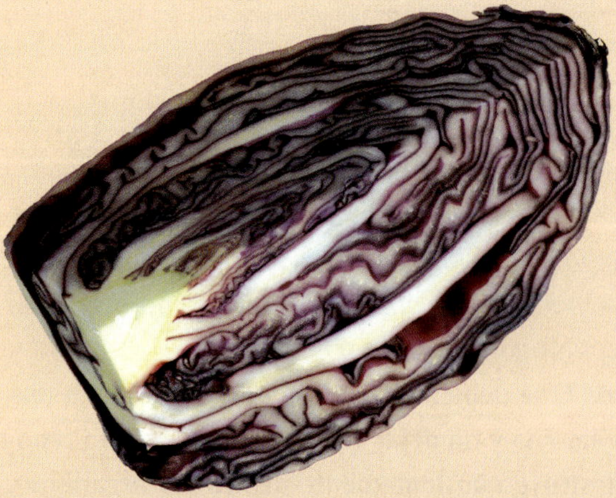

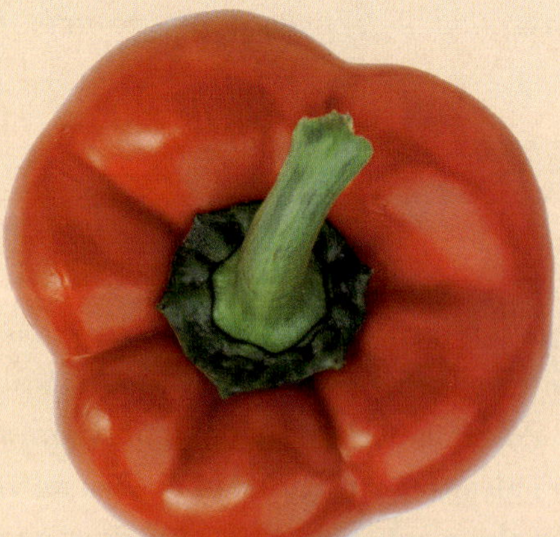

9. ¿El consumo de vegetales es imprescindible para evitar el envejecimiento prematuro?

Los vegetales son las principales fuentes de un sinfín de sustancias antioxidantes que los mismos organismos vegetales han elaborado para hacer posible su vida y su supervivencia en las condiciones en que se desarrollan, es decir, a la intemperie.

Estas extraordinarias sustancias tienen en el organismo humano las más sorprendentes funciones antioxidantes que evitan el envejecimiento prematuro.

Además todo el conjunto de antioxidantes que contiene un vegetal se potencia entre sí de una manera asombrosa, por ejemplo la vitamina C que se ingiere cuando se consume un cítrico actúa con una sinergia magnífica con los citroflavonoides que también están presentes en estas frutas. Es decir, un cítrico es mucho más que vitamina C.

10. ¿Los antioxidantes como las isoflavonas solo se recomiendan en la menopausia?

Antioxidantes tan populares como las isoflavonas, especialmente las isoflavonas que se obtienen de la soja, que han demostrado, en los numerosos estudios realizados, su eficacia en paliar las molestias y alteraciones orgánicas que se pueden presentar en la menopausia, tienen además muchos efectos beneficiosos sobre todos los organismos y a cualquier edad. **Están calificadas como sustancias de protección cardiovascular, de protección cerebral e incluso de control de los procesos inflamatorios y degenerativos de la próstata; son por tanto muy recomendables para los hombres.**

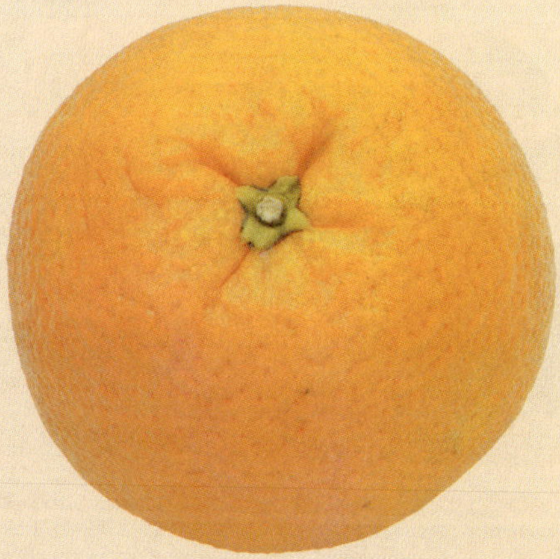

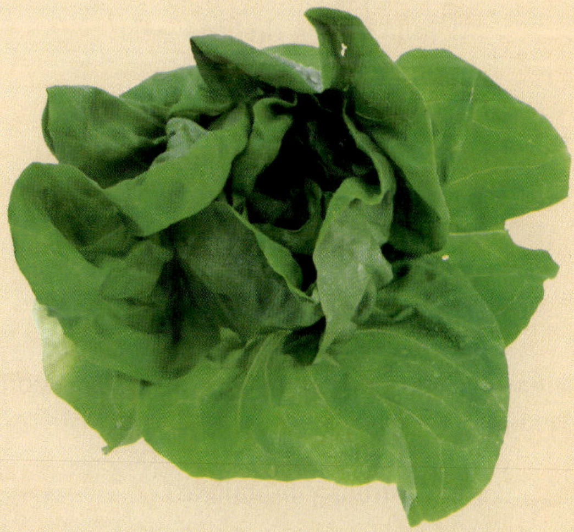

Dieta antienvejecimiento

Una dieta equilibrada rica en antioxidantes es la mejor norma de prevención del envejecimiento prematuro y una base excelente para asegurar la salud y la calidad de vida. Para conseguir este tipo de dieta es recomendable seguir las siguientes pautas semanales de organización de menús:

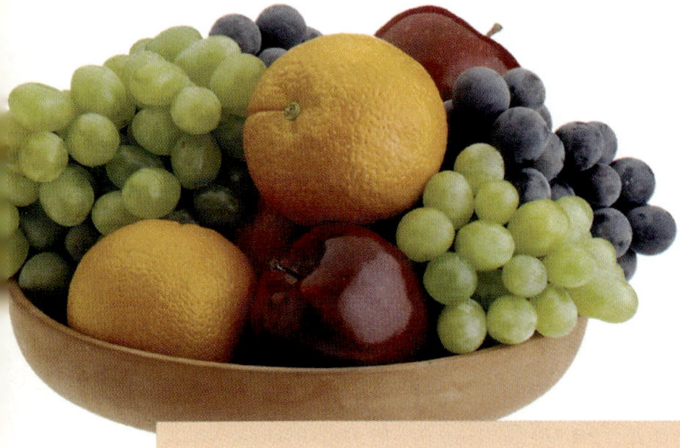

DESAYUNO

Yogur o bebida de soja enriquecida en calcio con 1 cucharada sopera de germen de trigo y polen.

1 fruta o 50 g de fruta seca: dátiles, higos, uvas pasas...

Pan con aceite

Café, té o infusión

A media mañana o a media tarde alternar el consumo de yogur desnatado con una pequeña ración de 10 g de frutos secos, con licuados o zumos de frutas y hortalizas.

Lunes

Almuerzo

Zumo de tomate u otro vegetal

Guisado o ensalada de hortalizas, patata y pescado

Queso fresco o yogur

Cena

Salteado o sopa de verduras

Carne de aves a la plancha: pollo, pavo...

1 fruta

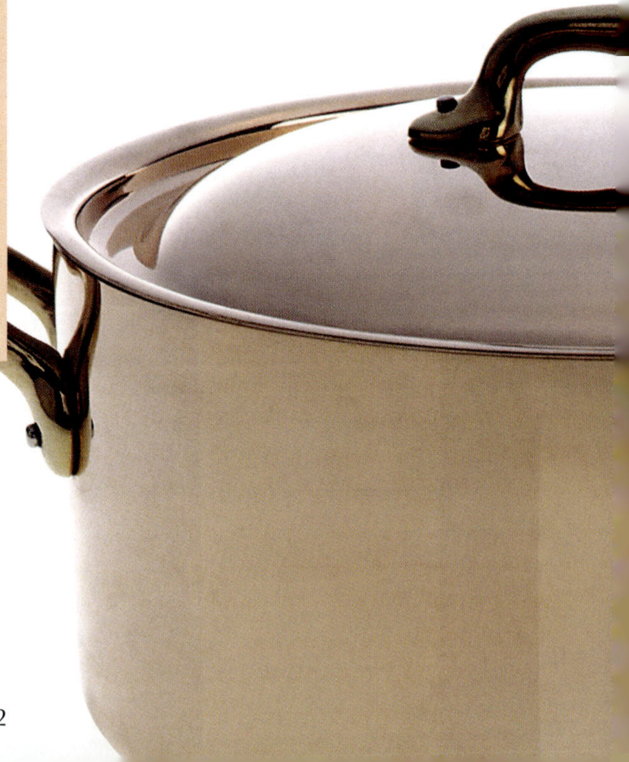

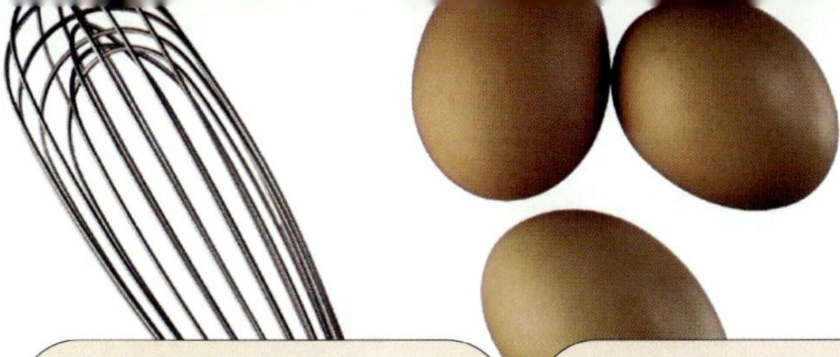

Martes

Almuerzo

Ensalada de hojas: lechuga, endibias, berros...

Legumbre combinada con una ración de 30 g de carne de cerdo muy magra o jamón

Yogur con 4 nueces o 20 piñones

Cena

Sopa o ensalada de arroz con verduras

Pescado blanco a la plancha, hervido o al vapor

Fruta seca: orejones o higos secos

Miércoles

Almuerzo

Pasta con setas o verduras

Pescado azul: sardinas, caballa...

Cítricos

Cena

Ensalada de tomate

Huevo con patatas cocidas o asadas

Queso fresco

Jueves

Almuerzo

Arroz con hortalizas

Carnes de ave o conejo

Frutos secos

Cena

Ensalada de vegetales muy coloreados: zanahoria, col lombarda... con pasta y maíz

Pescado a la plancha o hervido o surimi o huevo

Queso o cuajada

Viernes

Almuerzo

Verduras asadas: pimiento, cebolla, berenjena

Legumbre

Yogur con fruta

Cena

Verdura de hoja: espinacas, acelgas... salteadas con frutos secos

Huevo

Compota de fruta

Sábado

Almuerzo

Ensalada de hoja con germinados, zanahorias y frutos secos: pipas, nueces...

Marisco: calamar, sepia o mejillones

Frutas rojas: moras, fresas, frambuesas...

Cena

Licuado de vegetales o hervido o sopa de verduras

Pescado azul

Yogur con fruta seca dulce: orejones, dátiles...

Domingo

Almuerzo

Verdura o ensalada con arroz o pasta

Carnes o pescado

Fruta tropical: mango, papaya, kiwi, piña...

Cena

Ensalada con aguacates y maíz

Huevo

Yogur o queso

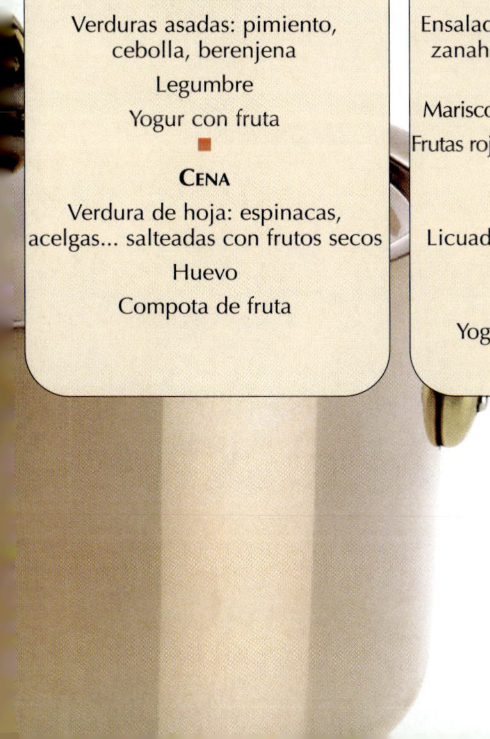

Factores que provocan la hipertensión

El equilibrio sodio-potasio

Alimentos diuréticos

Preguntas clave

Dieta para evitar la hipertensión

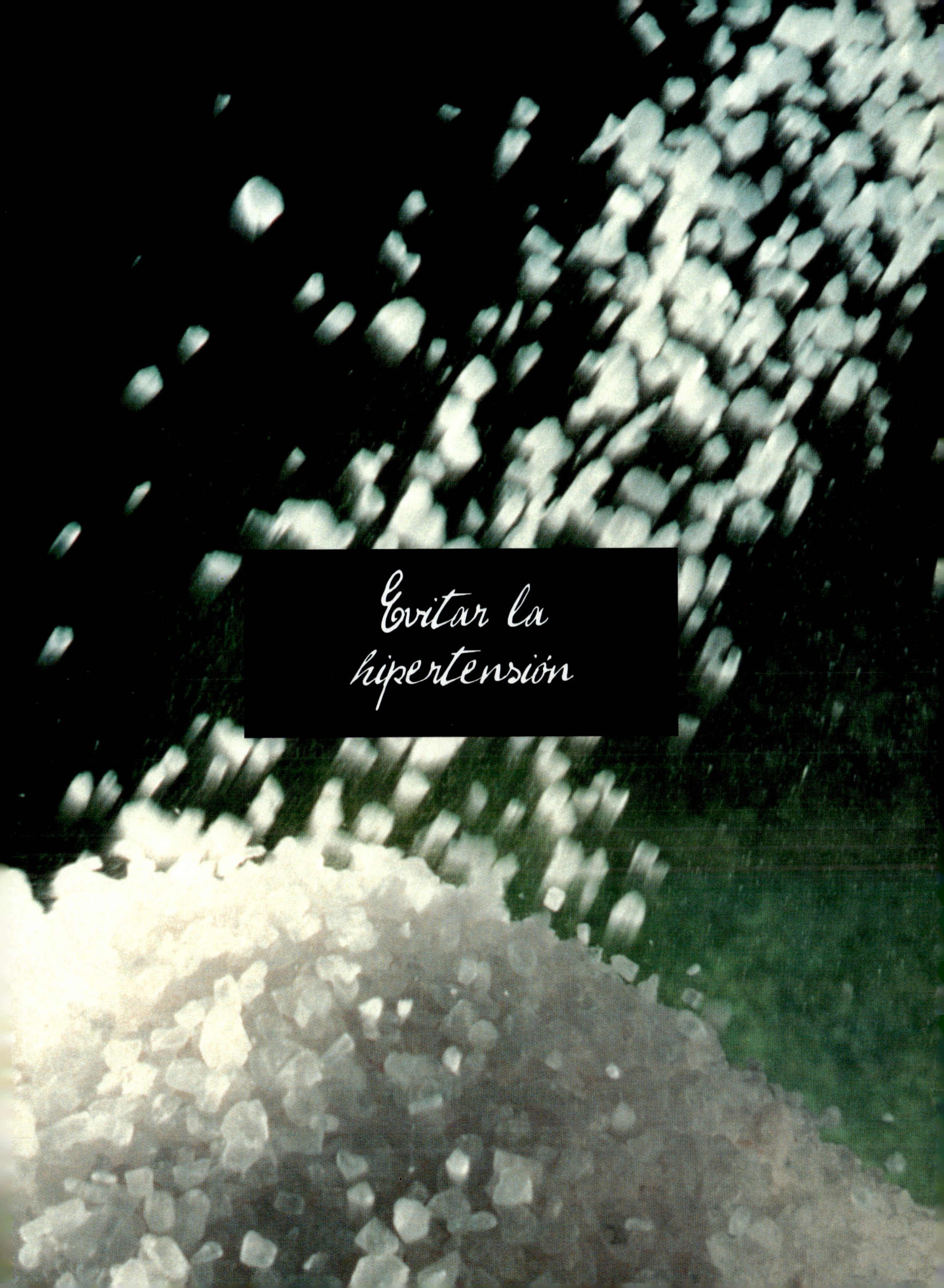

Evitar la hipertensión

Evitar la hipertensión

Evitar la hipertensión arterial es uno de los objetivos sanitarios más prioritarios en los países desarrollados, porque los accidentes vasculares provocados por una subida de tensión arterial son una de las principales causas de secuelas cerebrales irreversibles y de mortandad.

El problema de la hipertensión no se presenta fácil de solucionar porque en la mayoría de los casos no se diagnostica una causa orgánica que la provoque; más bien es un fenómeno que aparece con el paso de los años en el organismo de una gran parte de nuestra población.

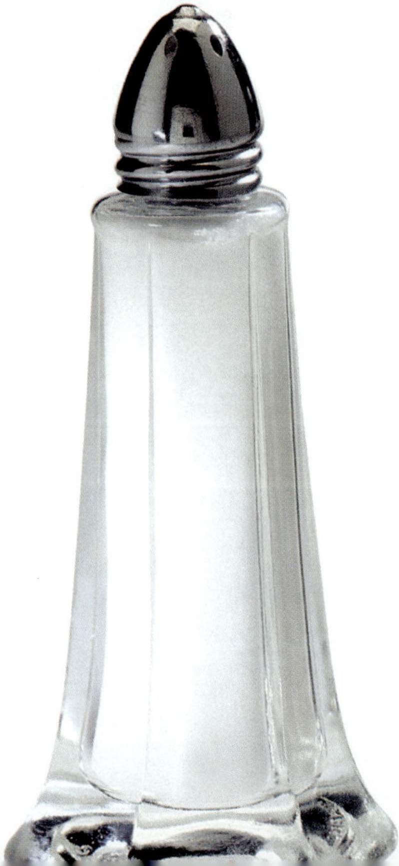

Los modernos fármacos de los que disponemos en la actualidad son un seguro de salud y vida para todos aquellos que padezcan hipertensión y abandonar el tratamiento se convierte en un riesgo absurdo e innecesario que nadie debería cometer, sin embargo, muchas normas de vida, entre ellas la alimentación, colaboran a mantener unos niveles correctos de tensión arterial y pueden constituir una importante prevención para no sufrir esta temible enfermedad.

Factores que provocan la hipertensión

Son varios los factores que inciden en que un importante número de personas padezcan hipertensión, por ello es imprescindible conocerlos y evitarlos.

Como si de una orquesta bien coordinada se tratara, el organismo puede conseguir una armonía que disminuya el riesgo de sufrir este serio problema de salud.

La obesidad

Especialmente entre personas de menos de cuarenta años tener un exceso de peso provoca una mayor incidencia de hipertensión.

En la mayoría de los hipertensos con obesidad lograr un peso correcto les supone una importante disminución de los niveles de hipertensión. Por ello la primera recomendación que debería hacerse a un hipertenso obeso es seguir una buena dieta de adelgazamiento que consiga situarlo en un peso adecuado. Esta buena dieta deberá tener en cuenta todos los factores dietéticos que se recomiendan en los casos de hipertensión.

Consumo abusivo de alcohol

Está absolutamente demostrado científicamente que los grandes bebedores de alcohol sufren mayores niveles de hipertensión que los bebedores moderados o los abstemios.

La tolerancia personal al alcohol hace muy difícil poder asegurar a cada individuo cuál es la dosis óptima que su organismo tolera.

En general la mejor recomendación está en promover la moderación y sobre todo evitar una gran ingesta en una sola toma. Asimismo conviene mantener el consumo por debajo de los 300 g de alcohol a la semana lo que equivale a unos dos litros y medio de un vino corriente repartido a lo largo de una semana.

Dietas pobres en calcio y en magnesio

Son varios los estudios que demuestran que una baja dosis de calcio en la dieta aumenta los casos de hipertensión.

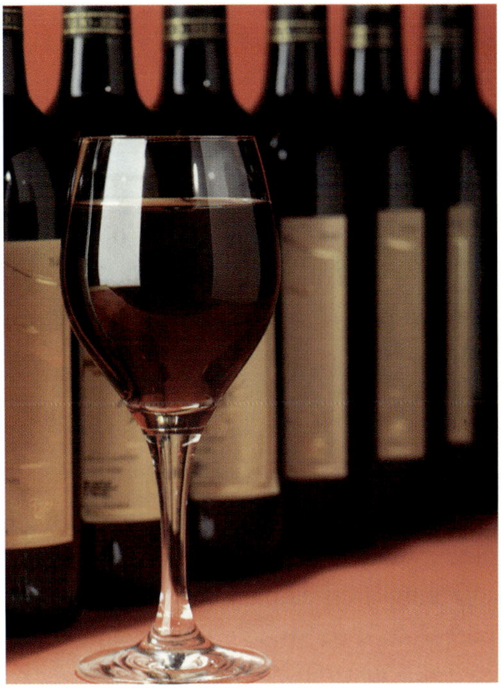

Una dieta con un buen contenido en calcio se convierte en un factor de protección para evitar la hipertensión durante los embarazos y en la etapa posmenopáusica.

Por el contrario, si una dieta es insuficiente en magnesio, que es el segundo mineral del hueso después del calcio y el más abundante junto con el potasio en el interior de las células, se convierte en un factor de riesgo de hipertensión.

Consumo abusivo de grasas saturadas

Se dispone en la actualidad de un profundo conocimiento de la composición de las grasas y los diversos efectos sobre el organismo para poder recomendar con todo criterio científico la necesidad de disminuir la ingesta de grasas saturadas y aumentar los alimentos que contienen ácidos grasos omega-3 (como los pescados) y ácido oleico, como el aceite de oliva.

Cuando se practica una dieta con estas características se consiguen importantes descensos en los niveles de hipertensión y el mantenimiento de una correcta tensión arterial.

INGESTA DE CAFEÍNA

Una alta dosis de cafeína produce un aumento de la tensión arterial, aunque esta elevación es pasajera, ya que desaparece cuando se ha eliminado la cafeína del organismo.

Es altamente recomendable controlar los alimentos que aportan cafeína en el caso de sufrir hipertensión; sobre todo es muy importante no consumirlos con otros elementos que provocan subida de presión arterial como el alcohol, el tabaco, o una comida con alto contenido de sodio. En el caso de la hipertensión arterial no se puede adoptar la postura permisiva de «¡por un día no pasa nada!» porque justamente es en un momento cuando ocurren los accidentes cardiovasculares.

Los alimentos que aportan cafeína son el café, el té, el mate, las bebidas de cola y el guaraná. En la actualidad existen muchas bebidas refrescantes y tonificantes con altas dosis de cafeína.

Otro producto cuyo consumo continuado puede provocar hipertensión arterial es el regaliz.

DIETAS CON ALTO CONTENIDO EN SODIO

Gracias a un estudio promovido por la Organización Mundial de la Salud y de la Sociedad Internacional de Cardiología ha quedado probado que una reducción de sodio en la dieta provoca una bajada de la tensión arterial. Este efecto beneficioso se amplía si se evitan todos los otros factores de riesgo.

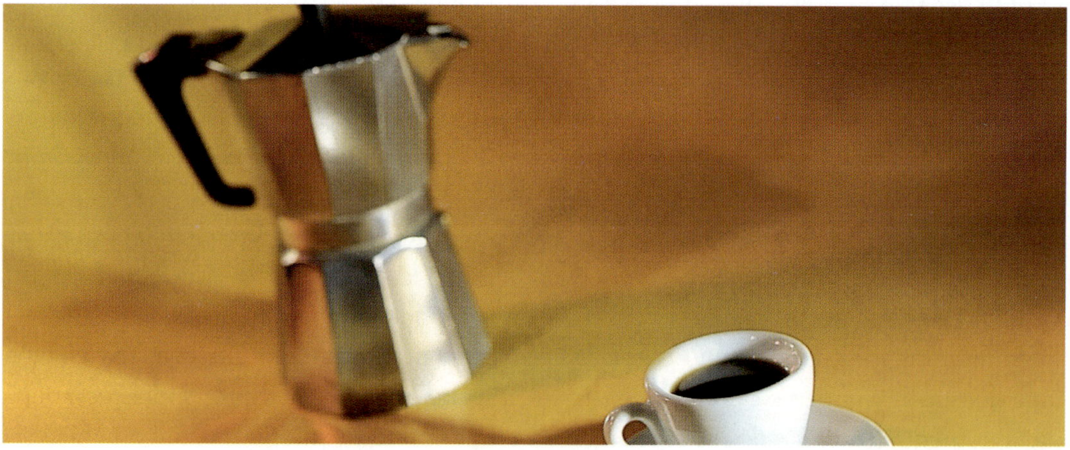

Hay otros datos epidemiológicos que apoyan la conveniencia de reducir el consumo de sodio, como son la importante ausencia de hipertensión en poblaciones que no utilizan la sal en su dieta.

DIETAS CON BAJO CONTENIDO EN POTASIO

El mismo estudio internacional citado anteriormente demostró el beneficio que tiene el aumento de potasio en las dietas, puesto que provoca una disminución de la presión arterial.

Es absolutamente concluyente que el cociente que existe entre el contenido de sodio de la dieta y el de potasio guarda una relación directa con los niveles de presión arterial.

FACTORES NO DIETÉTICOS: EL TABACO Y EL ESTRÉS

Estos dos factores no dietéticos tienen una gran incidencia sobre los problemas de hipertensión de nuestra población.

Fumar es uno de los hábitos más negativos y que más deteriora la salud cardiovascular; asimismo es un factor que se asocia muy a menudo con el consumo de cafeína, alcohol y situaciones de estrés.

Las situaciones que provocan nerviosismo, ansiedad y estrés, tanto físico como emocional, pueden ser desencadenantes de una subida de tensión arterial. La vida moderna conlleva un ritmo acelerado que no deja tiempo para actividades relajantes, entre ellas el practicar ejercicio físico, tan recomendable para la salud en general y muy particularmente para la salud cardiovascular, pero en el caso de la hipertensión se deben recomendar ejercicios relajantes y no competitivos que no supongan un estrés añadido.

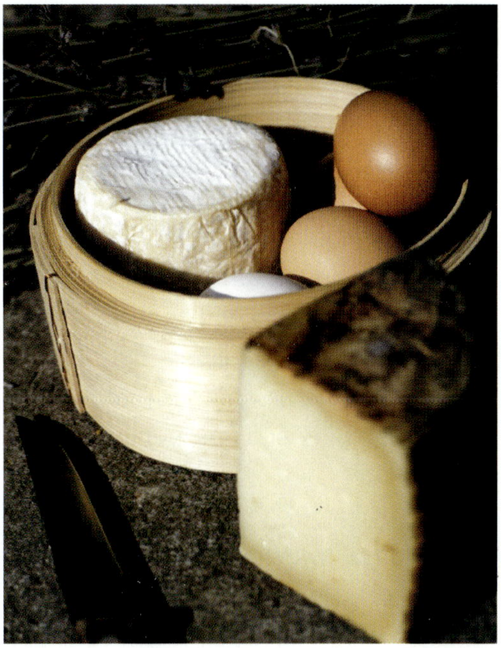

El equilibrio sodio-potasio

Si algo abunda en el cuerpo humano es el agua; dos terceras partes del peso corporal están constituidas por agua, que se localiza en tres medios. Como si de tres compartimentos se tratara, el agua corporal se encuentra en el interior de las células, en el líquido extracelular y en el suero o plasma sanguíneo. La gran diferencia entre estos tres medios consiste en el tipo de cationes, o minerales, y aniones que contienen.

- En el interior de las células se encuentra la mayor cantidad de agua, unos 30 litros en un adulto de unos 70 kilos. El potasio y el magnesio son los cationes más importantes del líquido intracelular y como aniones predominan los fosfatos, los sulfatos y también las proteínas.

- El líquido extracelular está constituido por unos 10 litros de agua y el catión más abundante es el sodio. El cloruro y los carbonatos son los aniones extracelulares más importantes.

- El suero o plasma sanguíneo está constituido por unos 3 litros de agua, contiene y transporta todos los cationes: sodio, potasio, calcio, magnesio... y todos los aniones, como medio que es de aporte de todas las sustancias que cada parte del organismo necesita.

Entre las células y el líquido extracelular existe un intercambio libre de agua, pero no de todos los cationes y aniones. Este intercambio depende de la concentración de estos elementos que haya en cada medio.

EL SODIO *es imprescindible para el organismo. El sodio ingerido se distribuye rápidamente por los líquidos extracelulares.*

El sodio y el agua van tan íntimamente unidos en el interior del organismo que cuando hay retención de sodio también hay una retención de agua, es decir edema. Por el contrario si se disminuye adecuadamente la cantidad de sodio de la dieta, se previene la aparición de edemas y se acentúa la eliminación de agua.

La cantidad media de sodio en la dieta de nuestra población varía de 3 a 6 gramos diarios, y en condiciones normales no se necesitan más que 0,5 gramos al día.

Aunque la sal, sustancia natural formada por cloro y sodio, es la principal fuente de sodio, el sodio ingerido proviene de tres fuentes dietéticas:

- *Todos los alimentos contienen sodio de forma natural, aunque existen grandes diferencias de concentración entre unos alimentos y otros.*

- *De la sal añadida en la elaboración de muchos alimentos, pan, conservas...*

- *De la sal adicionada en la preparación culinaria y los aliños.*

Sería muy saludable para toda nuestra población reducir la dosis de sal que se utiliza en preparaciones y aliños. Sería muy recomendable proponer como una norma preventiva una impor-

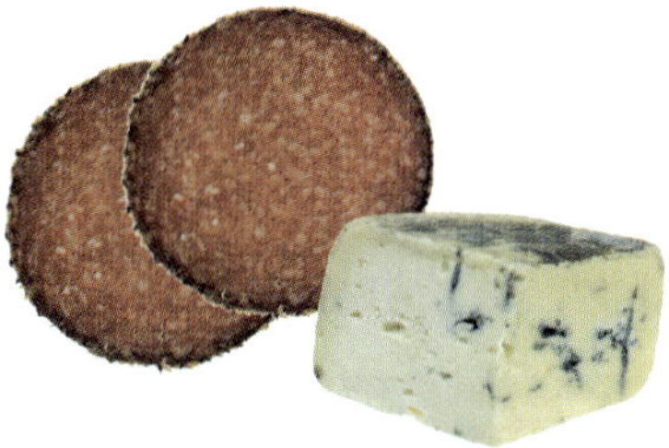

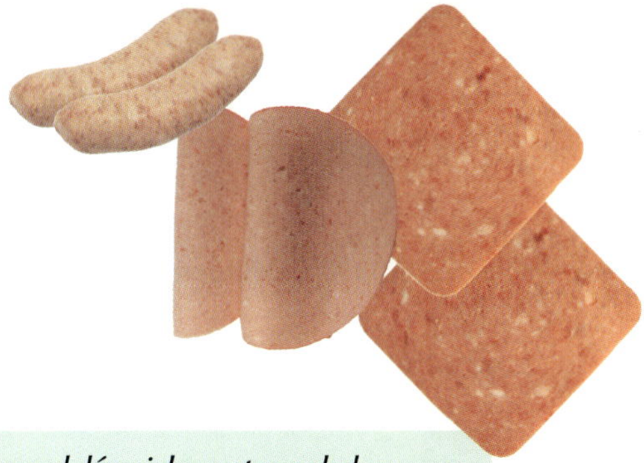

tante disminución de sal y alimentos salados a partir de los cuarenta años.

La restricción de sodio está indicadísima y es imprescindible en patologías como la hipertensión y la insuficiencia cardíaca.

La mayor parte del sodio se elimina por la orina y en pequeñas cantidades por el sudor y las heces. Sin embargo, sudoraciones copiosas, vómitos o diarreas persistentes pueden provocar importantes pérdidas de sodio que, de un modo natural, se ven compensadas por un descenso de la cantidad de este elemento en la orina. Pero en ocasiones, antes de que esta compensación sea efectiva, se pueden haber perdido importantes cantidades de sodio, que den un balance negativo de este elemento acompañado de una pérdida acuosa orgánica y de una reducción del plasma sanguíneo.

EL POTASIO *es el catión de las células. Estas contienen en su interior una gran concentración de potasio y una muy baja concentración de sodio, y están rodeadas por el líquido extracelular con un gran contenido en sodio y muy bajo en potasio. De estos dos minerales dependerá principalmente la retención de agua en el interior o el exterior de la célula.*

La concentración en potasio junto con la riqueza de las membranas celulares en ácidos grasos son las dos causas principales de una buena hidratación celular.

Cuando escasea el potasio en el organismo, la acción cardíaca se deprime y aparece un estado de astenia con falta de fuerzas físicas y psíquicas.

Existe un importante control hormonal de la retención de sodio y potasio en el organismo. Estos dos minerales conjuntamente desempeñan importantísimos papeles, desde la conducción y transmisión del impulso nervioso, hasta el transporte de la glucosa.

Cuando por diversas causas, aumenta la concentración de sodio y disminuye la de potasio, se origina edema y dietéticamente hay que intentar compensar estas dos concentraciones.

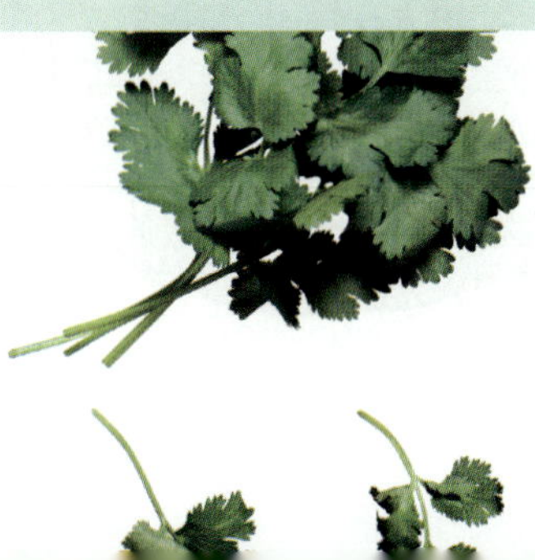

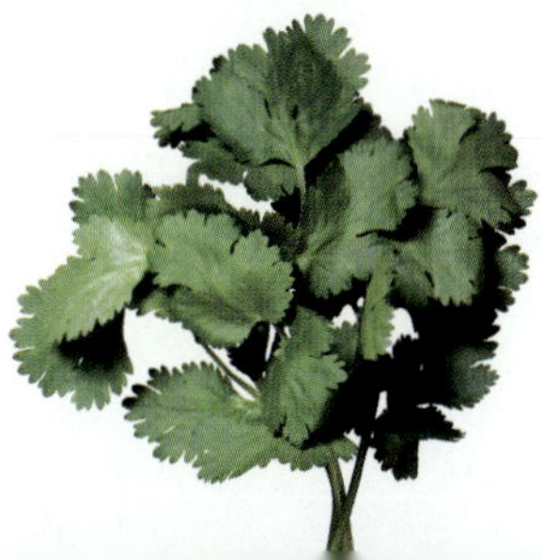

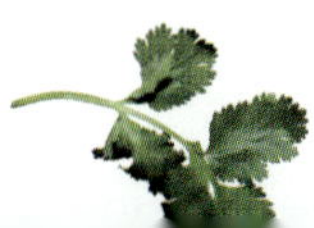

Alimentos diuréticos

Cuando en una dieta se disminuye la cantidad de sodio y se aumenta la dosis de potasio se consigue una disminución de la presión arterial.

Una dieta alta en potasio resulta beneficiosa para toda la población, con la excepción de personas que padezcan insuficiencia renal, por su efecto diurético.

La mayoría de los alimentos ricos en potasio resultan bajos en sodio, como ocurre con la mayoría de los vegetales. Y se puede afirmar que el efecto diurético de un alimento depende de la relación potasio-sodio.

Para conseguir los efectos beneficiosos de una dieta baja en sodio y alta en potasio, se debe suprimir la sal de los aliños, cocinar con muy pequeñas cantidades de este condimento y moderar al máximo los alimentos que contienen sal incorporada y que suponen un alto aporte de sodio. A la vez, si se aumenta el consumo de frutas, verduras y vegetales en general se asegura una óptima dosis de potasio.

Una dieta muy salada desencadena una fuerte sed y lleva a ingerir grandes cantidades de agua, lo que conduce a aumentar rápidamente el volumen sanguíneo, pero no proporciona un buen efecto diurético. En casos de hipertensión no es aconsejable beber más de 2 litros al día.

CONTENIDO EN SODIO DE DIVERSOS ALIMENTOS

En µg por 100 g de alimento	
EMBUTIDOS	DE 1.000 A 2.000
JAMÓN COCIDO O CURADO	DE 1.100 A 1.500
QUESOS CURADOS CON SAL	DE 500 A 1.000
QUESO FRESCO CON SAL	1.200
CONSERVA DE PESCADO	600
PAN	500
PESCADOS	DE 20 A 140
CARNES	DE 40 A 100
CLARA DE HUEVO	127
YEMA DE HUEVO	52
LECHE	50
APIO	120
ZANAHORIAS	76
BERROS	60
PEREJIL	30
ALMENDRAS	4,5
MANZANA	5,7
TOMATE	3
PIMIENTO	0,5

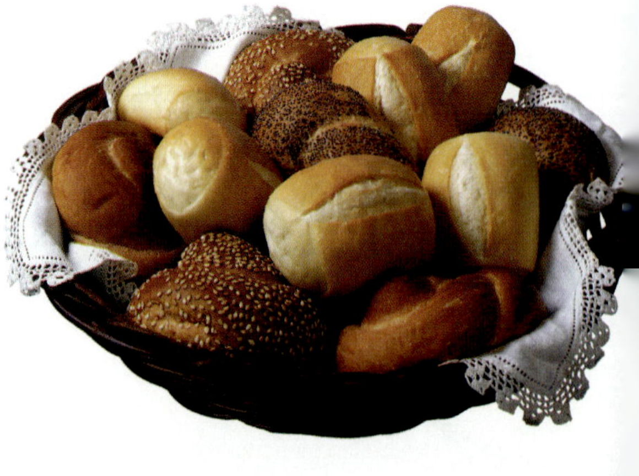

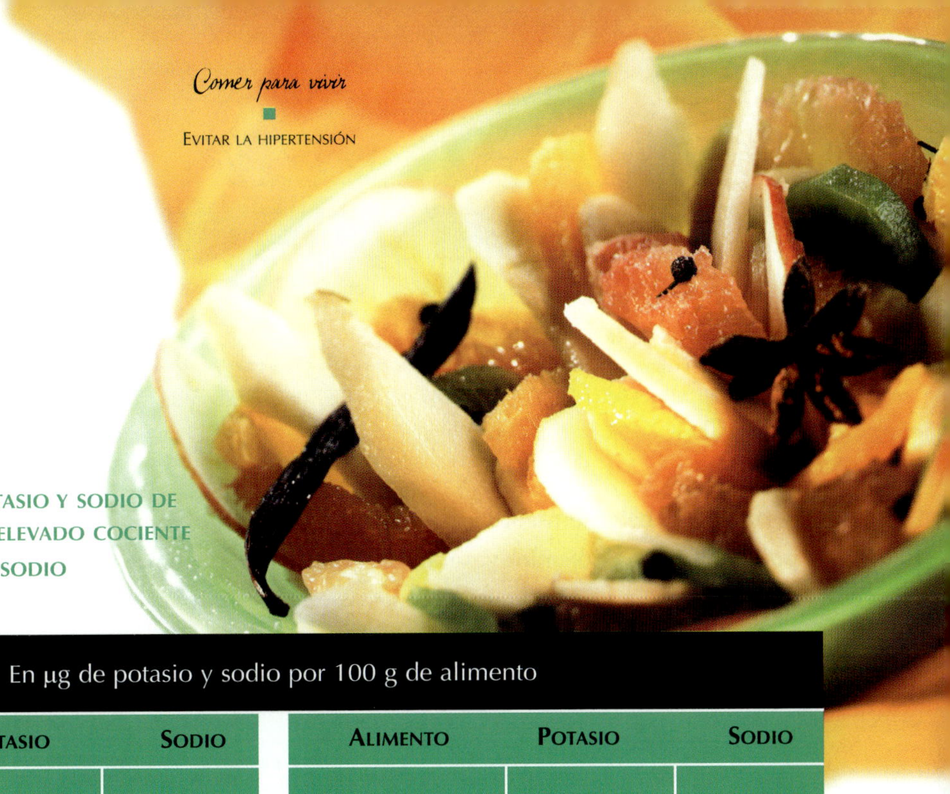

CONTENIDO EN POTASIO Y SODIO DE ALIMENTOS CON UN ELEVADO COCIENTE POTASIO-SODIO

En µg de potasio y sodio por 100 g de alimento

ALIMENTO	POTASIO	SODIO
PEREJIL	920	30
ALCACHOFA	572	37
ESPINACAS	527	66
SETAS	520	5
PATATAS	430	6
COLIFLOR	318	2
PUERRO	315	9
CALABACÍN	291	1,5
ZANAHORIA	281	76
JUDÍA VERDE	270	9,5
TOMATE	258	3
BERENJENA	218	8
PIMIENTO	186	0,5
LECHUGA	180	10
PEPINO	140	8
CEBOLLA	137	8
AGUACATE	680	4
PLÁTANO	321	1,5
ALBARICOQUE	300	1
KIWI	295	4

ALIMENTO	POTASIO	SODIO
CIRUELAS	250	3
CEREZAS	250	3
UVAS	248	1,5
MELÓN	242	12
PIÑA	228	1
PAPAYA	200	3
MELOCOTÓN	180	2
NARANJA	175	3
MANDARINA	155	2
PERA	125	4
MANZANA	95	5,5
SANDÍA	73	8
HIGOS SECOS	983	17
CIRUELA SECA	950	10
DÁTIL SECO	750	5
ALMENDRAS	750	4,5
GARBANZOS	800	30
LENTEJAS	670	36
ARROZ	120	4

Preguntas clave

1. ¿Es recomendable disminuir el consumo de sal aunque no se padezca hipertensión?

Sería una excelente medida preventiva para disminuir la incidencia de hipertensión en la población que se disminuyese de una manera importante el consumo de sal. *Solo en condiciones muy particulares en que se produzcan pérdidas anormales de sodio, como puede ser un exceso de sudoración, es necesario aumentar la sal en la dieta. Una buena práctica preventiva es proponerse disminuir el consumo de sal a partir de los cuarenta años.*

2. ¿Adelgazando puede bajar la tensión arterial?

La pérdida de peso corporal siempre repercute en una bajada de la tensión arterial, especialmente en aquellas personas que padecen hipertensión. *Conseguir un peso adecuado es una de las primeras medidas que deben tomarse en caso de hipertensión acompañada de obesidad.*

3. ¿Sumar factores de riesgo es muy peligroso para una persona que padezca hipertensión?

Puede suponer un gran riesgo de sufrir una subida brusca de tensión arterial sumar factores que inciden en la hipertensión como, por ejemplo, realizar una comida muy copiosa, con mucha sal, en la que se consuma alcohol y se tomen bebidas con cafeína. Solo faltaría añadir algún factor de estrés emocional a este peligroso cóctel. **La peligrosidad de una subida brusca de tensión se puede producir en un breve espacio de tiempo.**

4. ¿El consumo de pescado está recomendado para hipertensos?

El consumo de pescado está muy recomendado para personas hipertensas, debido principalmente al efecto beneficioso que ejerce la grasa del pescado, rica en ácidos grasos omega-3, sobre la tensión arterial ayudando a reducirla y estabilizarla.
Siempre se recomendará no añadir nada de sal a cualquier preparación de pescado, puesto que es un alimento que ya contiene una cierta cantidad. Los pescados congelados crudos no tienen sal añadida, por lo que son igualmente recomendables para hipertensos.

5. ¿El aceite de oliva es aconsejable en dietas para rebajar la tensión arterial?

Existe evidencia científica de que al consumir menos grasa saturada y aumentar el ácido oleico, componente principal del aceite de oliva, se produce una disminución en los valores de la tensión arterial, y ello se ha comprobado incluso en personas hipertensas. **Por este motivo es muy aconsejable el consumo de aceite de oliva.**

6. ¿Una dieta alta en calcio está contraindicada en hipertensión arterial?

Una dieta con un buen contenido en calcio que se recomienda para evitar la osteoporosis es igualmente beneficiosa para controlar y evitar la hipertensión, porque el calcio es imprescindible para mantener el tono de las células que constituyen la musculatura lisa de los vasos sanguíneos, evitando así la vasoconstricción que se padece en los casos de hipertensión. **Practicar una dieta rica en calcio será muy beneficioso para la salud en general.**

7. ¿La pimienta y otras especias provocan subida de tensión arterial?

Ni la pimienta ni ninguna especia tienen capacidad de provocar hipertensión. *Se pueden utilizar para aromatizar y dar sabor a las comidas cocinadas sin sal, también pueden emplearse todo tipo de hierbas aromáticas, tan habituales en las preparaciones tradicionales: tomillo, romero, mejorana, estragón, albahaca... Serán de gran ayuda para hacer más apetecibles todos los cocinados.*

8. ¿El café o el té pueden subir la tensión arterial?

Sí. El café, el té y todas las bebidas que contengan cafeína pueden provocar una subida momentánea, aunque pasajera, de la tensión arterial. *Por ello es conveniente abstenerse del consumo de cafeína, sobre todo a las horas del día que exista más tendencia a hacer picos de hipertensión.*

9. ¿Es aconsejable caminar en casos de hipertensión?

Caminar es uno de los ejercicios más aconsejados para las personas que padecen hipertensión, porque ayuda al buen equilibrio de todo el metabolismo, consume calorías y grasas, tonifica la musculatura, estimula la circulación sanguínea... Pero sobre todas sus virtudes destaca la de ser un ejercicio relajante. **Practicar cualquier ejercicio suave y que comporte relajación es muy positivo para controlar la tensión arterial.**

Dieta para evitar la hipertensión

La dieta para evitar la hipertensión debe prescindir de todos los factores que la provocan. Por ello la primera norma es suprimir la sal en los cocinados y sobre todo en los aliños. Es muy recomendable cocinar con hierbas aromáticas y experimentar las que más agradables resultan en cada plato: perejil, orégano, tomillo, salvia, hinojo... además de los dos condimentos básicos: la pimienta y el ajo.

Tener en cuenta todos los nutrientes que intervienen en la regulación de la presión arterial e incorporarlos a esta dieta a través de los alimentos que los contienen en buenas proporciones: alimentos ricos en potasio, magnesio, calcio...

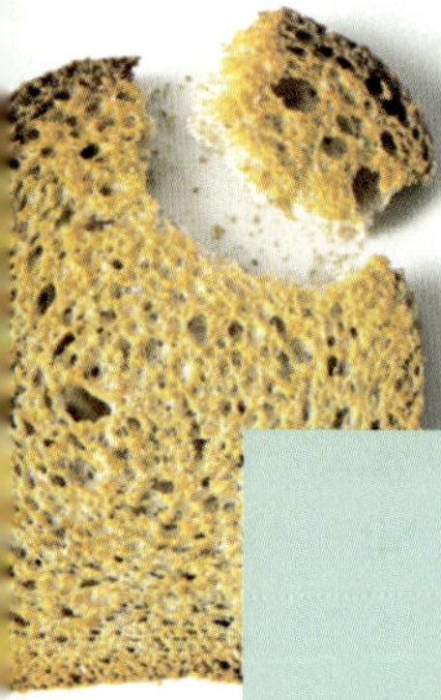

Lunes

Desayuno

Zumo de frutas

Pan integral sin sal y queso desnatado sin sal con membrillo

Infusión o café descafeinado

A media mañana o a media tarde

se escogerán alimentos bajos en sodio y altos en potasio para potenciar el efecto diurético: hortalizas, frutos secos o frutas.

Almuerzo

Gazpacho o ensalada de tomates y pepinos

Tortilla de verduras

Yogur desnatado

Cena

Pescado con verduras al vapor

Queso fresco sin sal con frutos secos: almendras, piñones y miel

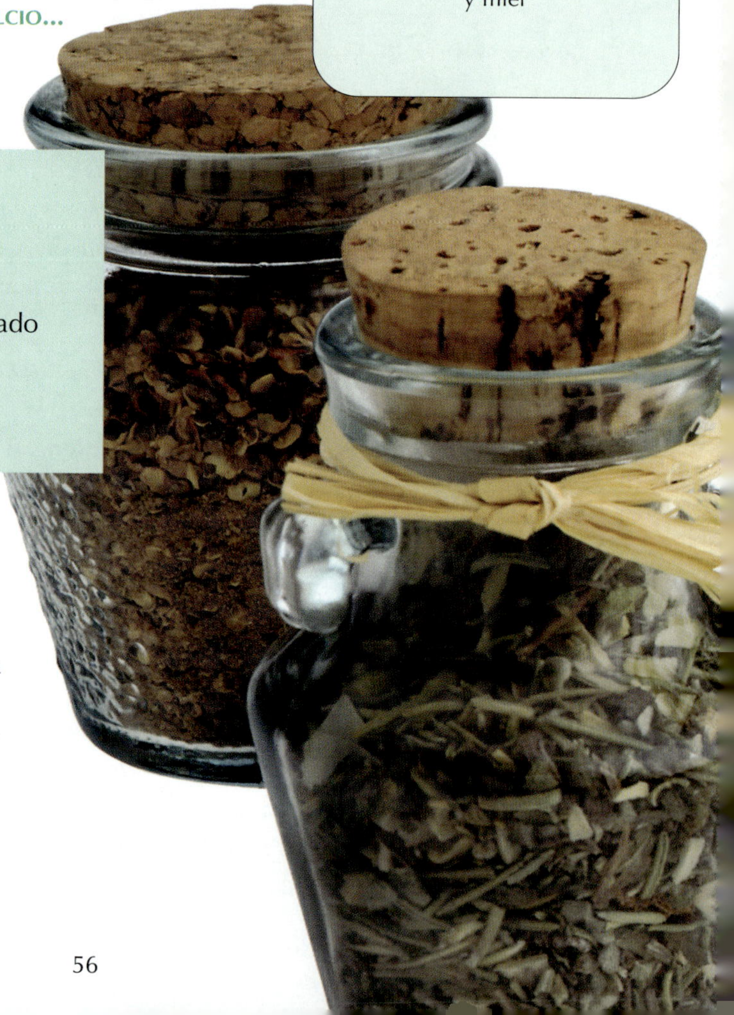

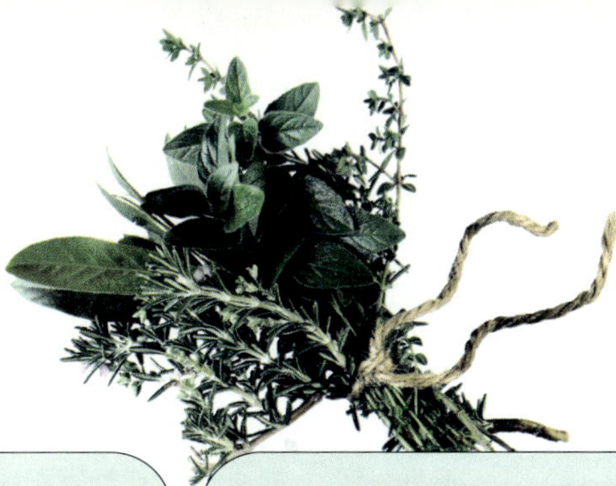

Martes

ALMUERZO

Puré de puerros y calabacín

Legumbre con pimientos y pescado

Yogur desnatado

CENA

Hervido de verduras con patatas

Pavo o pollo a la plancha

Frutos secos

Miércoles

ALMUERZO

Ensalada con frutas y pasta

Pescado azul

Queso fresco sin sal

CENA

Puré de verduras

Huevo con patatas

Fruta seca dulce: ciruelas pasas, dátiles...

Jueves

ALMUERZO

Arroz con setas

Carne de conejo guisado con cebolla

Cítricos

CENA

Ensalada de tomate con maíz y queso fresco

Gambas a la plancha

Fruta asada o en compota

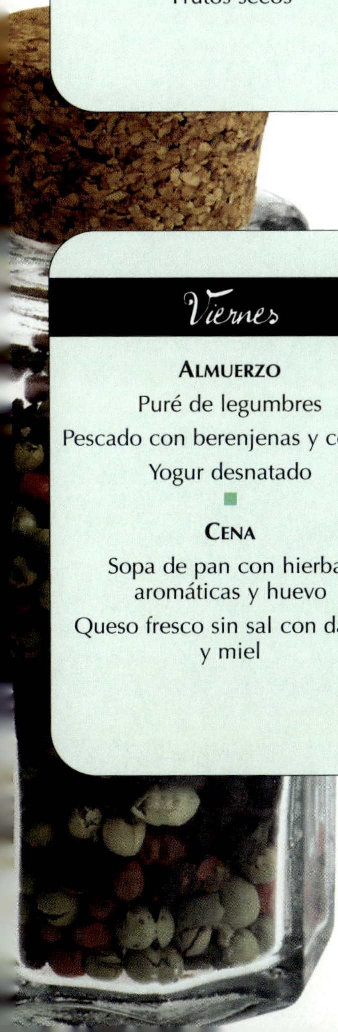

Viernes

ALMUERZO

Puré de legumbres

Pescado con berenjenas y cebolla

Yogur desnatado

CENA

Sopa de pan con hierbas aromáticas y huevo

Queso fresco sin sal con dátiles y miel

Sábado

ALMUERZO

Ensalada variada

Sepia con ajos o puerros y guisantes

Plátano

CENA

Sopa de pasta y verduras

Pescado a la plancha

Yogur desnatado

Domingo

ALMUERZO

Licuado o zumo de vegetales

Guisado de carne magra con patatas

Cítricos o frutas tropicales

CENA

Ensalada con arroz y pollo o pescado

Yogur con frutos secos y miel

El colesterol

Alimentos que aumentan el nivel de colesterol

Alimentos que ayudan a controlar el nivel de colesterol

Preguntas clave

Dieta para evitar el exceso de colesterol

Evitar el exceso de colesterol

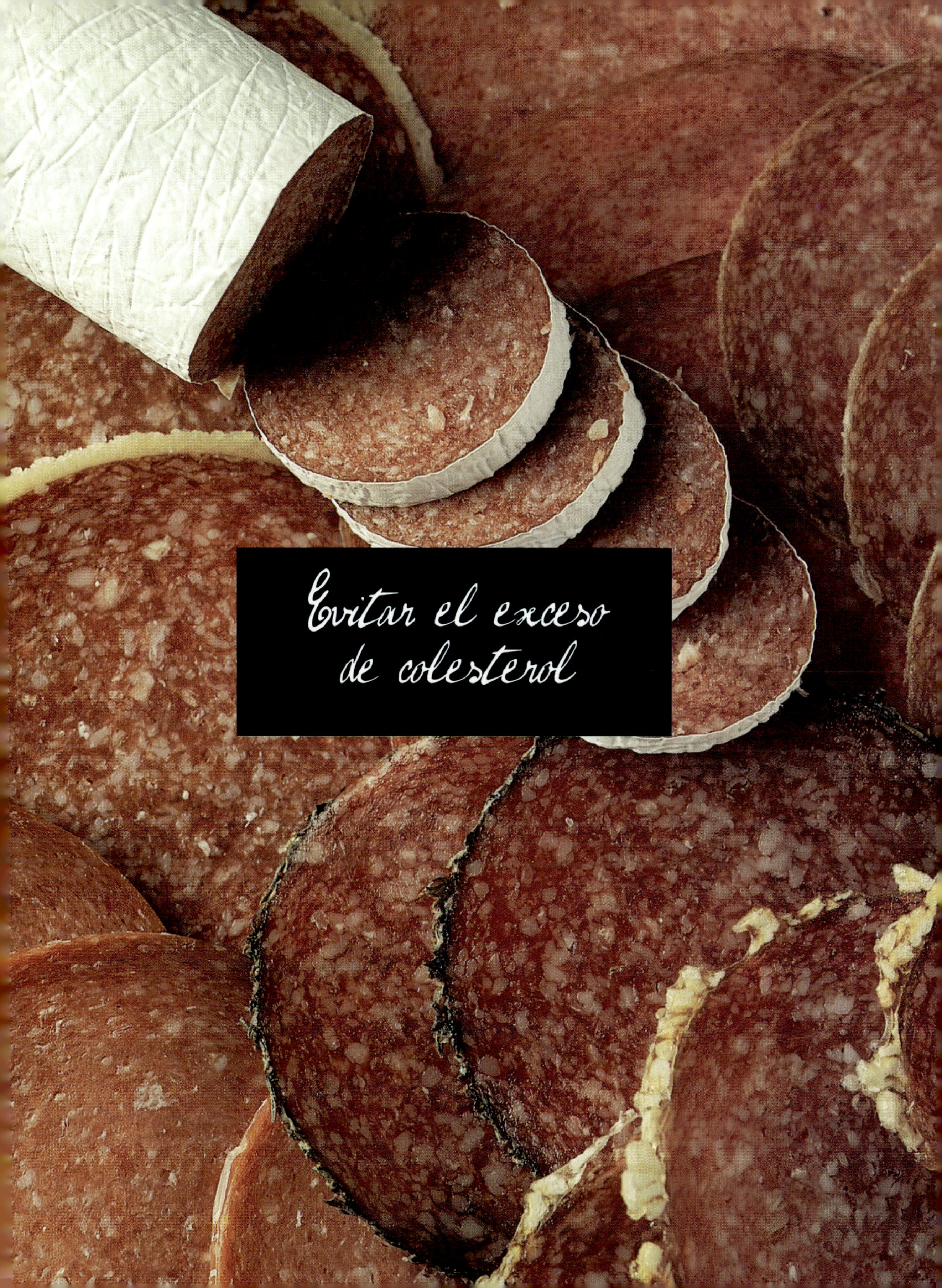

Evitar el exceso de colesterol

Al aumentar el nivel económico, los niveles de colesterol de la población aumentan y con ello muchas más personas sufren enfermedades cardiovasculares.

Esta realidad, constatada mundialmente, supuso en España un aumento del 50% de mortandad por infarto en hombres de 30 a 69 años entre los años 1972 a 1984, y esto coincidió con el gran cambio que se produjo en el consumo de alimentos.

La incidencia de estas enfermedades condujo a una situación sanitaria tan grave que la Organización Mundial de la Salud en el año 1982 marcó unas normas dietéticas para promocionar los hábitos de alimentación que persiguen reducir los niveles de colesterol y así disminuir la incidencia de las enfermedades cardiovasculares.

Estas pautas dietéticas recomendadas por la OMS deben conseguir una disminución total del colesterol en sangre, especialmente del colesterol ligado a la lipoproteína LDL, lo que el lenguaje popular nombra como «colesterol malo», y un aumento a nivel sanguíneo de la lipoproteína HDL, que constituye un factor de protección cardiovascular, por lo que se la conoce como «colesterol bueno».

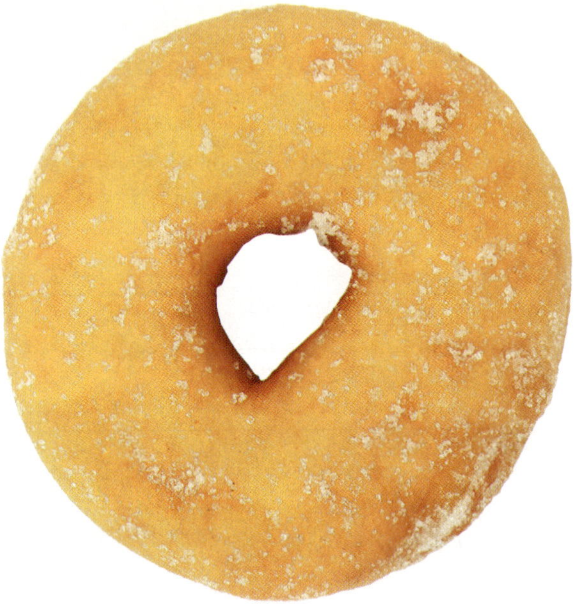

Las normas dietéticas que pueden producir estos cambios positivos para la salud se han ido ampliando desde el año 1982, gracias a los numerosos estudios de todos los factores y sustancias que intervienen en la absorción y el metabolismo del colesterol. A las normas iniciales para conseguir una dieta baja en grasas saturadas y en colesterol se deben añadir pautas como que la dieta debe ser alta en fibra vegetal, con una abundancia de vegetales que aportan antioxidantes y otras sustancias beneficiosas y con la reducción del consumo de azúcares de absorción rápida que conlleve la formación de grasa en el organismo.

El colesterol

Para tener un correcto concepto del colesterol hay que empezar diciendo que es una sustancia esencial para el organismo, ya que es precursor de las hormonas córtico-adrenales, ováricas y testiculares así como también es imprescindible para la formación de bilis y de vitamina D, además de formar parte de las membranas de las células. Todas estas sustancias esenciales para la vida y el mantenimiento del organismo no se podrían originar si no existiera el colesterol.

La otra cara de la moneda nos la proporcionan las numerosas enfermedades causadas por el exceso de colesterol, que es un material que deteriora y ensucia las arterias.

El colesterol que se encuentra en sangre procede de dos fuentes:

- **Colesterol de la dieta o colesterol exógeno.** Todo producto de origen animal contiene colesterol.

- **Colesterol que se sintetiza en el hígado o colesterol endógeno.** En este gran laboratorio orgánico que es el hígado se puede formar esta sustancia imprescindible para la vida a partir de precursores tan sencillos como moléculas de dos átomos de carbono, que el organismo puede obtener de las grasas de las proteínas o de los hidratos de carbono.

Se comprende fácilmente que no solo los hábitos alimenticios serán los responsables de los niveles de colesterol en sangre, ya que el organismo es capaz de sintetizar colesterol. Asimismo existen dos factores no dietéticos muy importantes que han de tenerse en cuenta: la genética hereditaria propia de cada individuo y el ejercicio físico que se desarrolle.

METABOLISMO DEL COLESTEROL

En la célula del intestino se forman los quilomicrones, la primera lipoproteína que hace posible el transporte de la grasa, uniendo una proteína de transporte a la grasa recién asimilada de la dieta: triglicéridos, fosfolípidos y moléculas de colesterol que provienen de los alimentos o de la bilis. Estos quilomicrones son capaces de depositar triglicéridos en el tejido adiposo y en la musculatura, cosa que se ve favorecida por una gran ingesta de grasa.

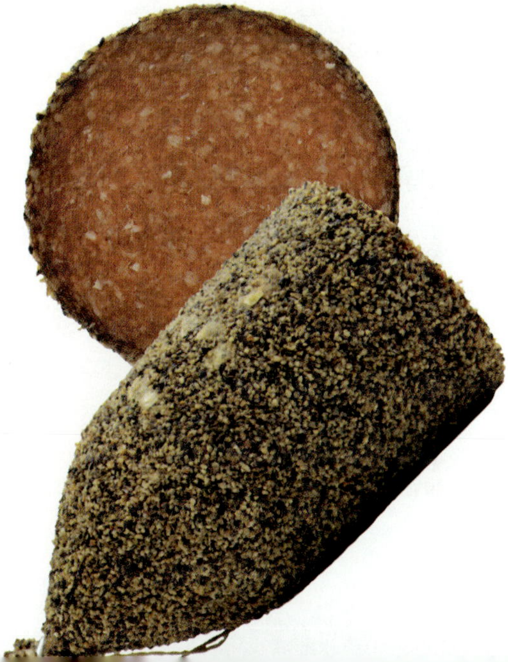

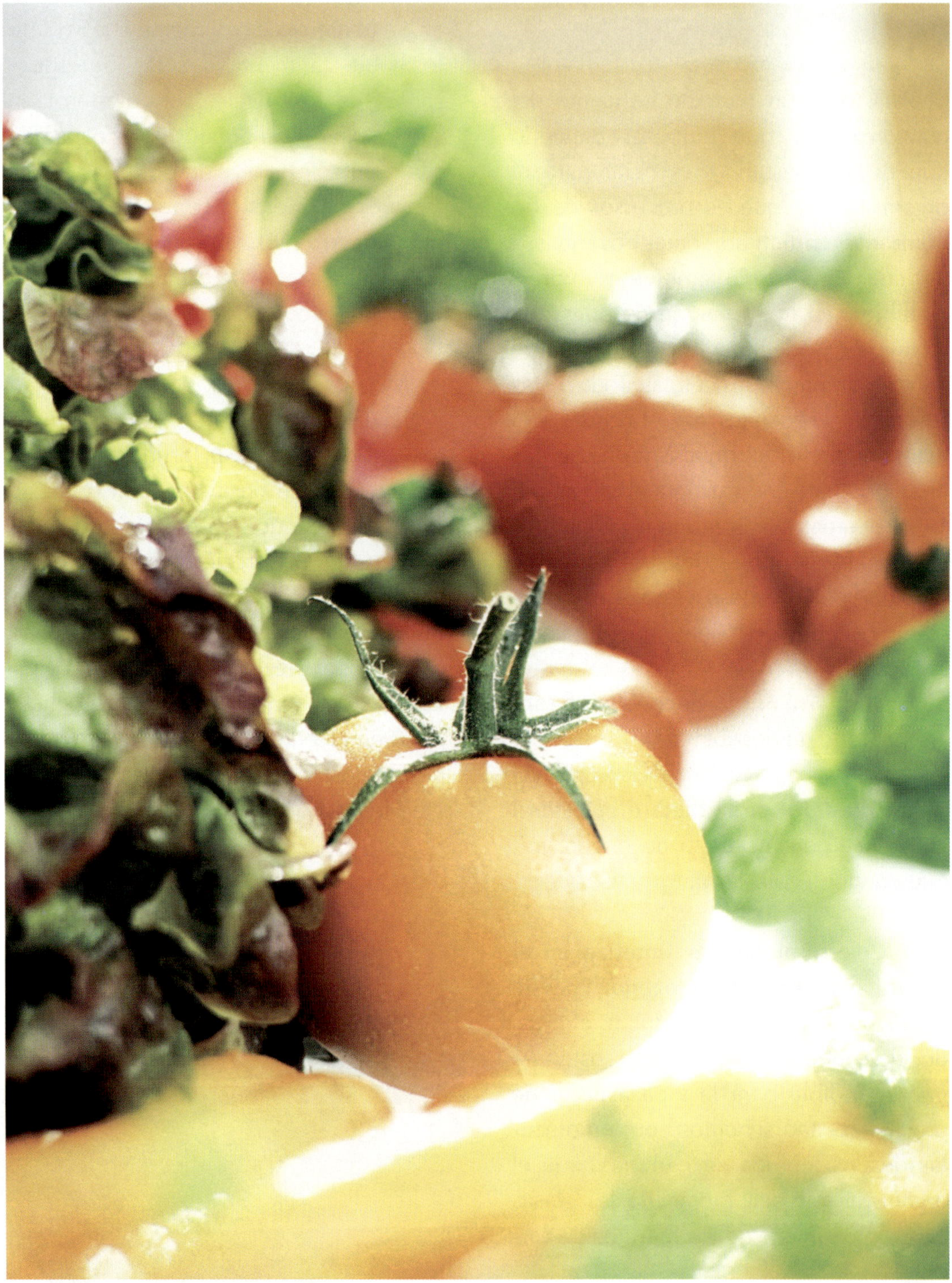

Cuando estos quilomicrones llegan al hígado se descomponen liberando sus componentes. Parte del colesterol se elimina a través de la bilis, pero es en el hígado donde comienza la síntesis endógena de colesterol y de triglicéridos que se forman cuando se ha ingerido un exceso de hidratos de carbono que el organismo no necesita como fuente de energía.

Con moléculas de colesterol, triglicéridos, fosfolípidos o lecitinas y proteínas de transporte, el hígado forma las lipoproteínas denominadas VLDL o lipoproteínas de muy baja densidad que poseen una gran cantidad de triglicéridos, de aquí que su formación esté en función de la cantidad de triglicéridos que se encuentran en el hígado.

Las VLDL en la corriente circulatoria tienen la función de liberar triglicéridos que son utilizados como fuente de energía, especialmente cuando se realiza ejercicio, o almacenados en el tejido adiposo, con lo que aumenta su volumen.

Las VLDL con una menor proporción de triglicéridos, porque los han ido liberando, se denominan IDL o lipoproteína densidad intermedia. Estas lipoproteínas pueden ser captadas por las células hepáticas, pero cuando esto no ocurre se hacen más pequeñas y aumentan su proporción de colesterol y así se transforman en las lipoproteínas LDL, lipoproteínas de baja densidad, o «colesterol malo». Las LDL son captadas por receptores que existen en la pared de los vasos sanguíneos y quedan fraccionadas en sus componentes.

Un elevado nivel sanguíneo de LDL es el origen de la placa de ateroma causante de los accidentes vasculares.

La función de las lipoproteínas HDL o lipoproteínas de alta densidad, conocidas como «colesterol bueno», es captar el exceso de colesterol. Por ello constituyen un factor de protección frente a las afecciones cardiovasculares. Estas lipoproteínas contienen una gran cantidad de fosfolípidos y su principal origen es el hígado.

Las HDL captan el colesterol y se dirigen al hígado, en donde esta sustancia será eliminada a través de la bilis o bien utilizada para la síntesis de otras sustancias.

Comprendiendo el metabolismo del colesterol será fácil entender cómo una alimentación sana y equilibrada, que repercuta directamente en el buen estado del hígado –órgano central del metabolismo–, será un punto importantísimo para la correcta utilización del colesterol.

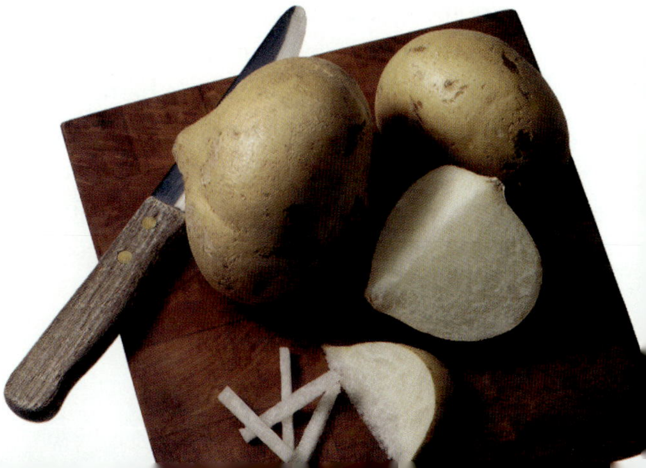

Una alimentación rica en fibra contribuye de una manera importante a disminuir los niveles de colesterol al actuar como *secuestrante* del colesterol biliar. La calidad de los triglicéridos de la alimentación, con abundancia de ácidos grasos poliinsaturados, ayuda al transporte correcto del colesterol, junto con los fosfolípidos o lecitinas que elevan la fracción de las HDL. Por último, una vida activa, que supone una demanda de energía y de hormonas al organismo, contribuirá de manera importantísima a la utilización correcta del colesterol.

Alimentos que aumentan el nivel de colesterol

Solo los alimentos de origen animal aportan colesterol y por tanto una dieta que abuse de esos alimentos puede ocasionar una subida de colesterol sanguíneo. La recomendación internacional está en no sobrepasar la dosis de 300 miligramos de colesterol en la dieta diaria.

Pero no todo el colesterol de los alimentos se absorbe. Algunos alimentos como el huevo, gracias a otros componentes, impiden que el colesterol que aportan pueda franquear la barrera intestinal y pasar a la sangre. También existen otras sustancias presentes en los vegetales que disminuyen de manera muy significativa la absorción del colesterol de los alimentos de origen animal.

ALIMENTOS RICOS EN COLESTEROL

µg de colesterol por 100 g de alimento	
BOLLERÍA ELABORADA CON GRASA DE ORIGEN ANIMAL	**130 A 250**
FLAN, NATILLAS	**74**
LECHE ENTERA	**14**
LECHE SEMIDESNATADA	**9**
QUESO FRESCO	**97**
QUESO CURADO	**100**
REQUESÓN	**25**
CHOCOLATE CON LECHE	**74**
CONEJO	**50**
TERNERA Y BUEY	**70**
CABALLO	**78**
CERDO	**72**
CORDERO	**78**
POLLO CON PIEL	**60**
PAVO CON PIEL	**90**
HÍGADO	**300**
PATÉ DE HÍGADO	**300**
RIÑONES	**400**
SESOS	**2.000**
TRIPA	**140**
LENGUA	**140**
PIES DE CERDO	**6**
EMBUTIDOS	**100**
MANTECA DE CERDO	**100**
MANTEQUILLA	**250**
CREMA DE LECHE	**100**
HUEVO ENTERO	**500**
ALMEJAS, MEJILLONES	**50**
CALAMAR, SEPIA	**60**
LANGOSTA, LANGOSTINOS, GAMBAS	**150**
RAPE, MERLUZA, LENGUADO	**50**
ATÚN, CABALLA	**50**
SALMÓN, ARENQUE, SARDINA	**70**

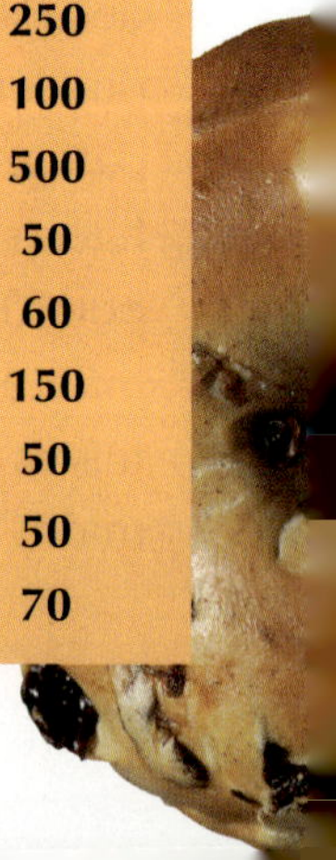

Los ácidos grasos saturados tienen el importante efecto de provocar subidas de los niveles de colesterol en sangre.

Algunos alimentos presentan una gran proporción de grasas saturadas. Estos alimentos pueden ser de origen animal, como las grasas de las carnes y de la leche, o de origen vegetal, como las grasas de palma y de coco, muy utilizadas en la elaboración de galletas y bollería.

Este tipo de ácidos grasos saturados se pueden elaborar en el organismo. Este concepto es necesario tenerlo muy presente: muchas personas han practicado una dieta baja en grasa y han podido engordar gracias a un importante consumo de hidratos de carbono. Este aumento de grasa corporal supone la fabricación de ácidos grasos, la mayoría de ellos saturados. Por este motivo es importante controlar el aumento de peso y especialmente «no abusar» de los hidratos de carbono de absorción rápida que proporcionan alimentos como el azúcar, la miel, las frutas y la leche.

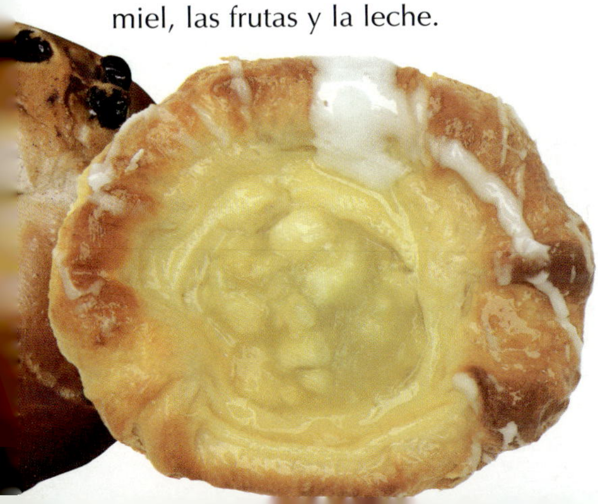

Alimentos que ayudan a controlar el nivel de colesterol

La avalancha de estudios sobre las sustancias que intervienen en el metabolismo del colesterol es tan importante que hay muchísimos criterios científicos que permiten hacer recomendaciones ciertas sobre las pautas dietéticas para evitar las enfermedades cardiovasculares. Se dispone además de numerosísimos ensayos clínicos del consumo de alimentos que aportan sustancias beneficiosas y reguladoras del nivel de colesterol sanguíneo.

Estas normas dietéticas consisten en introducir en la alimentación habitual el consumo de los siguientes alimentos:

Abundancia de verduras y hortalizas

Alimentos con cantidades despreciables de grasa y pocas calorías, que aseguran el aporte de antioxidantes: vitamina C y carotenos que desempeñan un papel importante en evitar las reacciones de oxidación y así disminuyen el riesgo de padecer arterioesclerosis. Existe, por ejemplo, evidencia de que altas concentraciones de licopeno (caroteno muy abundante en los tomates) evitan la incidencia de infarto cardíaco.

Además este grupo de alimentos son una excelente fuente de fibra vegetal y aporta otras sustancias como los esteroles vegetales, que disminuyen la absorción del colesterol a nivel intestinal.

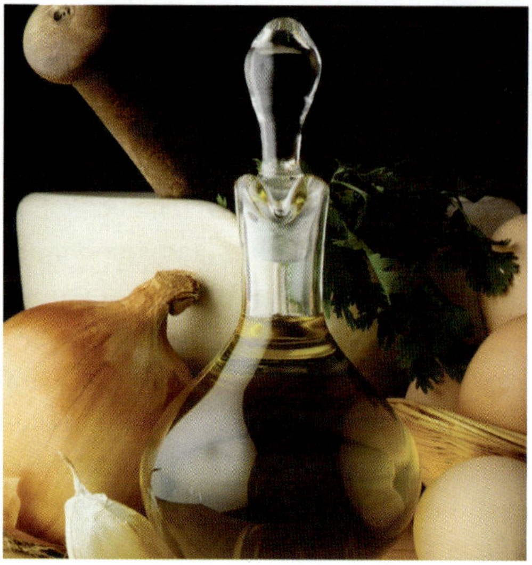

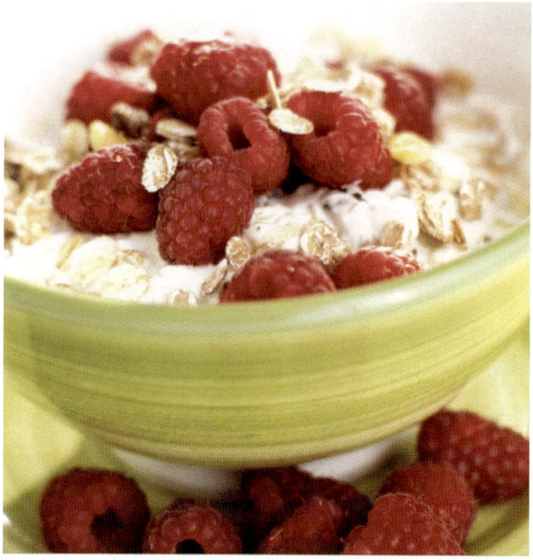

Utilizar aceite de oliva para cocinar y aliñar

La buena composición del aceite de oliva es la responsable del efecto altamente beneficioso de provocar un aumento de la protectora lipoproteína HDL. Evitar el consumo de otras grasas hidrogenadas o saturadas y escoger entre todos los aceites vegetales el de oliva es una medida dietética con un sinfín de efectos positivos para la salud. La dosis de 40 gramos diarios (unas cuatro cucharadas soperas al día) es una ración recomendable para la mayoría de los adultos.

Una de las claves de este efecto cardiosaludable del aceite de oliva está en su riqueza en ácido graso oleico; por ello todos los alimentos que aporten este ácido monoinsaturado pueden tener efectos semejantes, como se ha demostrado con el consumo de jamón curado de cerdos alimentados con bellotas.

Aumentar el consumo de legumbres

Todo son ventajas en estos vegetales: son una excelente fuente de lecitina y fibra, y especialmente ricos en esteroles vegetales que disminuyen la absorción del colesterol en el intestino y en sustancias protectoras cardiovasculares. Su equilibrada composición entre hidratos de carbono, proteínas y grasa los convierte en unos alimentos tan completos que deberían constituir la base de una comida principal un mínimo de tres veces por semana.

Utilizar habitualmente cereales integrales

Pan, arroz y pasta son alimentos bajos en grasa con hidratos de carbono de absorción lenta. Si son integrales suponen un importante aporte de fibra.

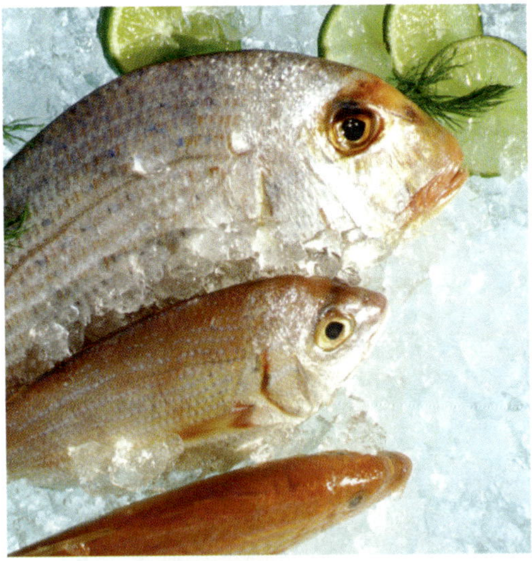

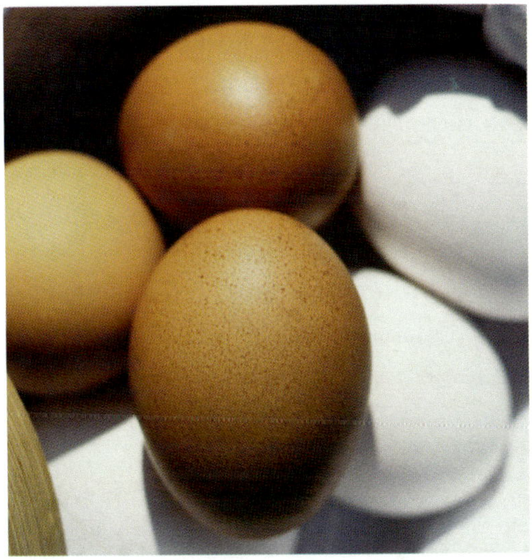

Consumir a diario alimentos crudos

Frutas y ensaladas suponen una garantía de aporte de vitaminas y antioxidantes.

Aumentar al máximo el consumo de pescado

Es una de las recomendaciones más avaladas por numerosos estudios mundiales. Los pescados, especialmente los azules, aportan los imprescindibles ácidos grasos omega-3, que tienen el comprobado efecto de rebajar los niveles de colesterol sanguíneo, y de evitar la formación de trombos. Conseguir una dieta rica en ácidos grasos omega-3 con el consumo de pescado y otros alimentos que contengan estos buenos ácidos grasos será una de las mejores medidas dietéticas para controlar el colesterol.

Moderar el consumo de carnes

Preferir el consumo de carnes blancas, como las carnes de conejo y de aves: pollo, pavo, codorniz, avestruz... frente al de carnes rojas de mamíferos. Las aves acumulan la grasa y el colesterol en la piel, por lo que se recomienda consumir estas carnes sin piel, así su contenido en colesterol es muy bajo.

Consumir tranquilamente 3 o 4 huevos a la semana

La dosis importante de lecitina o fosfolípidos que contienen los huevos impide la absorción de colesterol a nivel intestinal que aporta este alimento. Son los fosfolípidos del huevo los que poseen un potente efecto de inhibición de la absorción, mayor que los fosfolípidos de las legumbres. Si a esta propiedad se le añade las sustancias antioxidantes que aporta en gran cantidad, vitamina A, luteína y otros carotenos... se explica por qué el consumo de huevos no provoca aumento de colesterol sanguíneo, lo que se ha comprobado en numerosos estudios.

Introducir de nuevo los frutos secos en la dieta habitual

Estos alimentos aportan un aceite cardiosaludable y tienen una gran riqueza de minerales y sustancias antioxidantes.

Uno de los alimentos más ricos en los protectores esteroles vegetales son las pipas de girasol.

Muchos estudios avalan que el consumo de 20 gramos de frutos secos (almendras, nueces, avellanas, pipas de girasol...) cinco veces por semana colabora a evitar problemas cardiovasculares y a rebajar los niveles de colesterol.

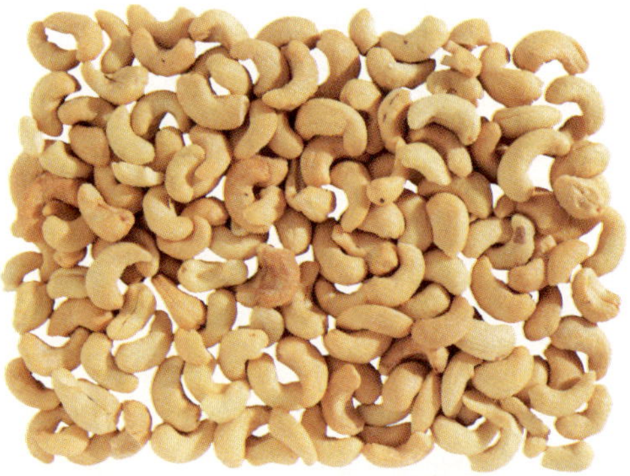

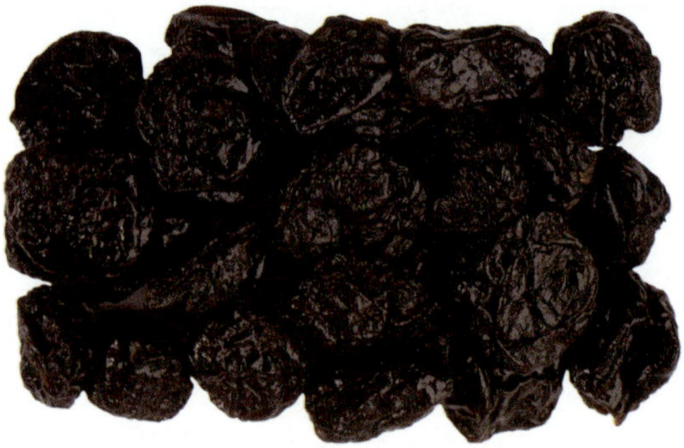

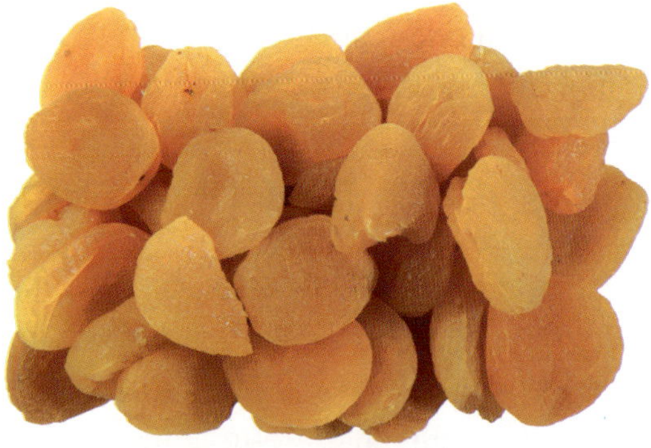

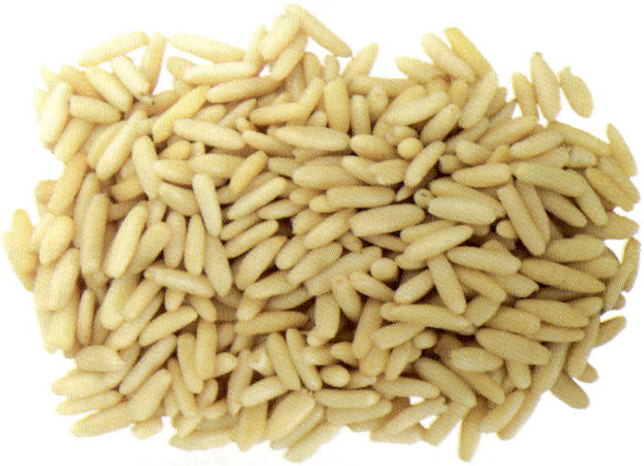

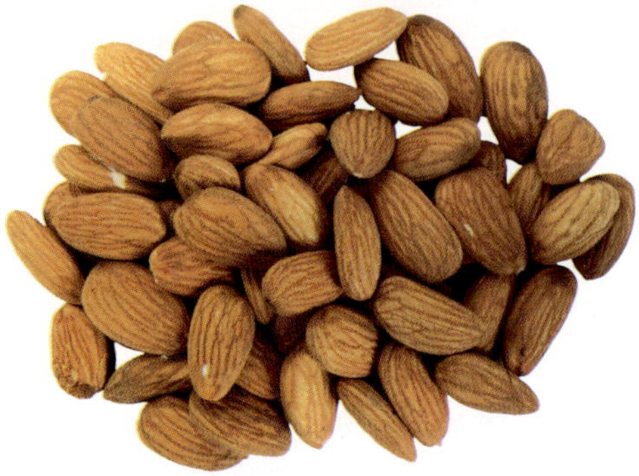

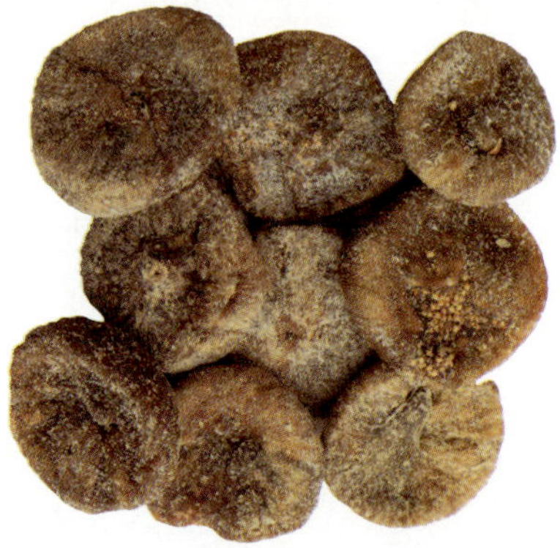

Preguntas clave

1. ¿Algún alimento vegetal contiene colesterol?

Ningún alimento vegetal contiene colesterol. Aunque ciertos productos vegetales contengan bastante grasa como los frutos secos, los aguacates o las aceitunas, no tienen colesterol. **Solo los alimentos de origen animal aportan colesterol.**

2. ¿Todos los alimentos ricos en fibra dietética tienen el efecto de rebajar el colesterol?

La fibra de los alimentos está constituida por varias sustancias, algunas de ellas llamadas «celulósicas», que predominan, por ejemplo, en los cereales. Otras de las sustancias que forman la fibra vegetal tienen una característica estructural de gomas con texturas gelatinosas y viscosas; son las «gomas y mucílagos», abundantes en semillas y algas. La fibra de las frutas está formada principalmente por «pectina». Todas estas sustancias tienen composiciones químicas muy diferentes, lo que les confiere unas características particulares, y se comportan de forma distinta las fibras que, como las gomas y mucílagos, la pectina y también otro constituyente de los vegetales, la lignina, tienen la propiedad de crear una viscosidad del bolo alimenticio en el interior del intestino y ello provoca la captación de colesterol y bilis. **El resultado es que el consumo de estas fibras provoca disminuciones significativas del colesterol sanguíneo y, lo que es mejor, contribuye a reducir los niveles de LDL.**

3. ¿Es una buena norma acompañar los alimentos ricos en colesterol con otros de origen vegetal?

Añadir vegetales en la comida que contenga alimentos ricos en colesterol es un excelente método para impedir que todo el colesterol que se ingiere se pueda absorber y pasar a la sangre. Este efecto se consigue gracias a la presencia de fibra y a la competencia que presentan en la absorción del colesterol algunas otras sustancias vegetales como los esteroles. **Cada menú del día debe contener vegetales, así se modera el consumo de productos de origen animal. Con el aumento de vegetales todo son ventajas.**

4. ¿La leche desnatada aporta colesterol?

La leche desnatada no contiene nada de colesterol, puesto que todo el colesterol se encuentra en la grasa o nata de la leche y al extraerla se elimina también el colesterol.
Todos los derivados o preparados lácteos que se elaboren con leche desnatada estarán también exentos de colesterol.
La información nutricional de muchos productos lácteos que indica un contenido de 0% de grasa significa también que en ellos no hay colesterol.
Si al producto lácteo o preparado culinario que se elabora a partir de leche desnatada se le añade una grasa vegetal o ácidos grasos, el producto resultante está también libre de colesterol.

5. ¿Las bebidas de soja son aconsejables para controlar los niveles de colesterol?

Las bebidas de soja son alimentos líquidos que resultan excelentes sustitutivos de la leche, especialmente si están enriquecidos en calcio, y tienen múltiples efectos cardiosaludables.
Su bajo contenido en sodio, alto aporte de potasio, su escasa pero saludable grasa, su ausencia de colesterol y la presencia de isoflavonas explican sus demostradas propiedades de evitar o disminuir la hipertensión y colaborar a rebajar los niveles de colesterol.

6. ¿La dosis recomendada de 20 gramos de frutos secos aporta muchas calorías?

Veinte gramos de frutos secos: almendras, nueces, avellanas, pipas, pistachos… aportan tan solo unas 120 kilocalorías, que son aproximadamente las que contiene una ración de fruta o cincuenta gramos de pan; por ello pueden constituir un excelente tentempié a media mañana o a media tarde o un postre adecuado, especialmente en comidas en que los otros componentes aporten muchos hidratos de carbono, puesto que los frutos secos son alimentos pobres en estos compuestos.
El consumo de veinte gramos de frutos secos diarios o unas cinco veces a la semana es una pauta dietética cardiosaludable con comprobados efectos de reducción del colesterol.

7. ¿Los chocolates provocan la subida de colesterol?

El cacao, base del chocolate, por ser un producto vegetal no contiene colesterol.
En la actualidad existe una amplia gama de chocolates pero todos ellos están elaborados con polvo de cacao desgrasado, azúcar o edulcorantes, lecitina de soja como emulsionante y grasa, que tradicionalmente ha sido manteca de cacao. Además pueden contener otros componentes como leche, cereales, almidones, frutos secos...
Los chocolates con leche, si esta no es desnatada, tendrán pequeñas cantidades de colesterol.
Los chocolates elaborados con manteca de cacao, al ser esta rica en ácidos grasos saturados, no resultan alimentos de los que se pueda abusar en casos de padecer exceso de colesterol.
Si el chocolate se fabrica con grasas más insaturadas podría resultar un producto mucho mejor tolerado en caso de hipercolesterolemia.
El cacao tiene en su composición sustancias antioxidantes que resultan cardiosaludables, por lo que se puede afirmar que el chocolate más aconsejable es el que contenga un mayor tanto por ciento de cacao.

8. ¿Una dieta rica en fosfolípidos es cardiosaludable?

Efectivamente, aportar a través de la dieta una buena dosis de fosfolípidos o lecitinas favorece la fabricación de la lipoproteína HDL, *que es el factor de protección cardiovascular para evitar arterioesclerosis, porque esta buena lipoproteína se elabora a partir de una gran proporción de fosfolípidos.*

9. ¿Los pescados azules en conserva aportan ácidos grasos omega-3?

Las conservas de pescado se elaboran mediante cocción suave, que no deteriora la buena composición de la grasa del pescado, el aceite añadido siempre es vegetal, uno de los más habituales es el aceite de girasol, y nunca se utilizan grasas saturadas, y también existen las conservas en aceite de oliva, incluso en aceite de oliva virgen.
Estos productos siempre aportan una grasa cardiosaludable.

Dieta para evitar el exceso de colesterol

LA MEJOR DIETA PARA EVITAR EL EXCESO DE COLESTEROL ES LA QUE SE BASA PRINCIPALMENTE EN POTENCIAR EL CONSUMO DE PESCADO, LEGUMBRES, CEREALES INTEGRALES, FRUTOS SECOS Y VERDURAS O FRUTAS RICAS EN FIBRA.
EL TOQUE DEFINITIVO ESTÁ EN COCINAR Y ALIÑAR SIEMPRE CON ACEITE DE OLIVA.
SE PUEDE CONSUMIR: CAFÉ, TÉ O INFUSIONES.

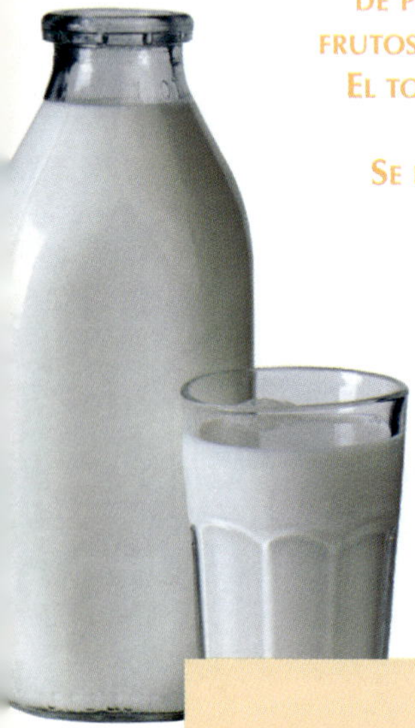

Lunes

ALMUERZO

Ensalada variada
Legumbre con bacalao
Yogur desnatado

CENA

Verduras salteadas con almendras
Tortilla de cebolla
Fruta tropical: kiwi, piña...

DESAYUNO

Leche enriquecida en ácidos grasos omega-3 o bebida de soja

Pan integral con tomate y aceite

Pan integral con membrillo

A MEDIA MAÑANA O A MEDIA TARDE
es aconsejable el consumo de lácteos desnatados o enriquecidos con ácidos grasos omega-3, o bebidas de soja o frutos secos.

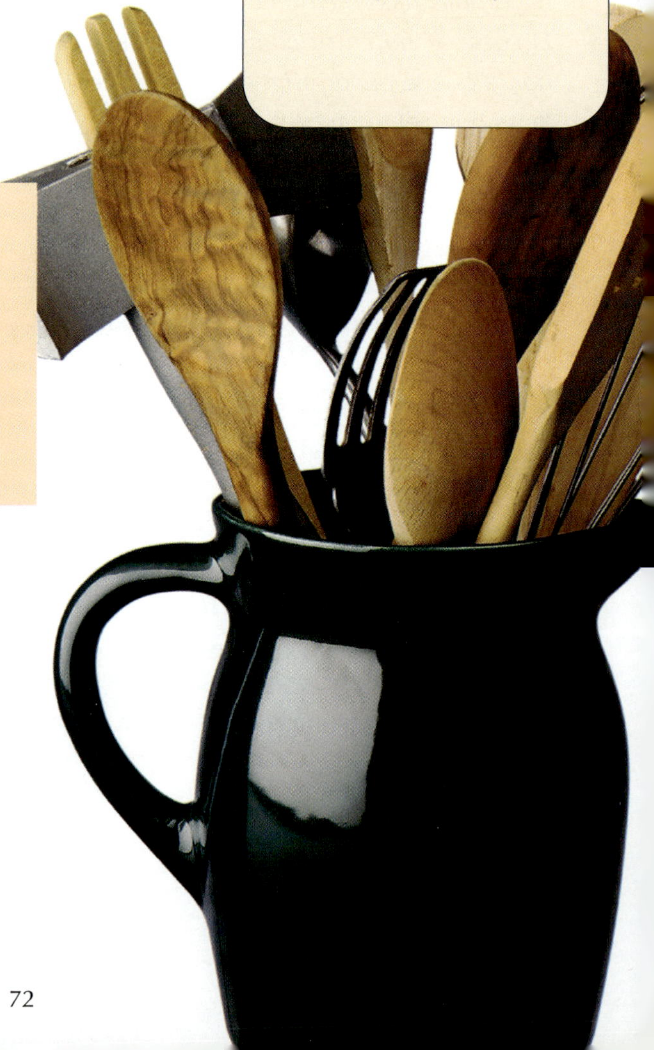

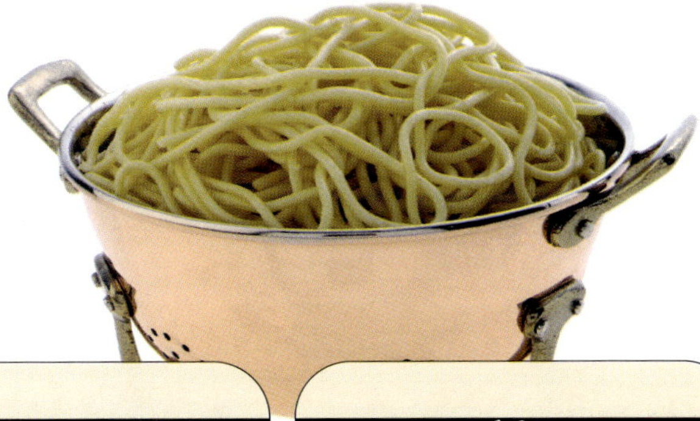

Martes

ALMUERZO

Zumo de vegetales

Pies de cerdo con verduras, setas y arroz

Frutos secos

CENA

Puré de legumbres y verduras

Pescado blanco

Yogur desnatado

Miércoles

ALMUERZO

Ensalada con pasta integral y maíz

Pescado azul: atún o salmón con cebolla

Cítricos

CENA

Crema de verduras

Pescado con patatas

Queso fresco desnatado

Jueves

ALMUERZO

Verduras asadas o a la plancha

Legumbre con almejas

Yogur desnatado

CENA

Sopa o ensalada con pasta

Pescado al vapor

Fruta tropical

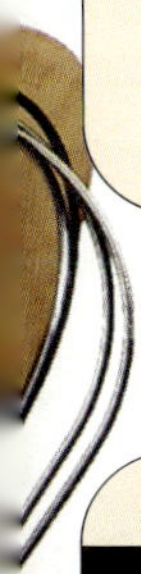

Viernes

ALMUERZO

Ensalada o zumo de zanahorias

Arroz integral con verduras y conejo

Frutos secos

CENA

Ensalada con lentejas, habas o guisantes

Pescado a la plancha

Yogur desnatado

Sábado

ALMUERZO

Setas salteadas con ajo y perejil

Pescado azul a la plancha o al horno

Macedonia de frutas naturales

CENA

Garbanzos con acelgas o espinacas y huevo duro

Yogur con nueces

Domingo

ALMUERZO

Ensalada de tomate y queso fresco desnatado

Pasta con calamares

Cítricos

CENA

Ensalada con patatas y atún, caballa o sardinas en aceite

Yogur con frutos secos y miel

Los triglicéridos

Alimentos que aumentan el nivel de triglicéridos

Preguntas clave

Dieta para evitar el exceso de triglicéridos

Evitar el exceso de triglicéridos

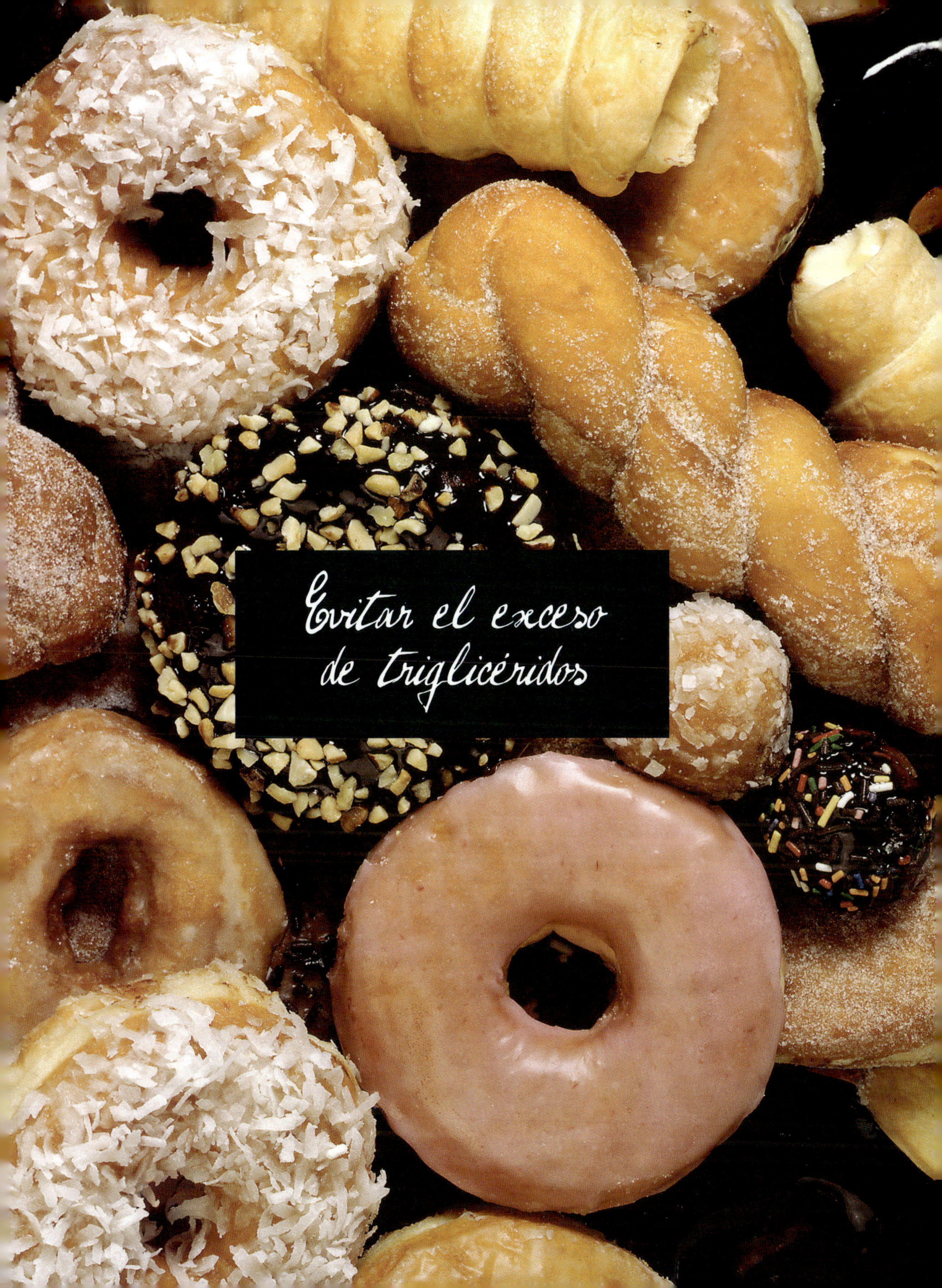

Evitar el exceso de triglicéridos

El exceso de triglicéridos en sangre supone que en ella hay una cantidad excesiva de grasa, lo que comporta problemas para la salud cardiovascular y se asocia muchas veces a la obesidad o enfermedades como la diabetes.

Esta hiperlipemia o exceso de grasa en sangre es más frecuente en mujeres y en personas que padecen enfermedades como la diabetes, y aumenta su incidencia con la edad.

La sangre es un líquido acuoso y se entiende fácilmente que su fluidez depende de su composición, por ello es comprensible que al exceso de triglicéridos la sabiduría popular lo denominase «sangre espesa», con la consecuente dificultad de fluir por los vasos sanguíneos.

MANTENER UN APARATO CIRCULATORIO EN EXCELENTE ESTADO, CON LAS ARTERIAS LIBRES DE PLACAS DE ATEROMA Y UNA CORRECTA CALIDAD DE SANGRE, ES UNA GARANTÍA PARA EVITAR PROBLEMAS EN EL RIEGO SANGUÍNEO DE TODO EL ORGANISMO, ESPECIALMENTE EN EL CORAZÓN Y EN EL CEREBRO.

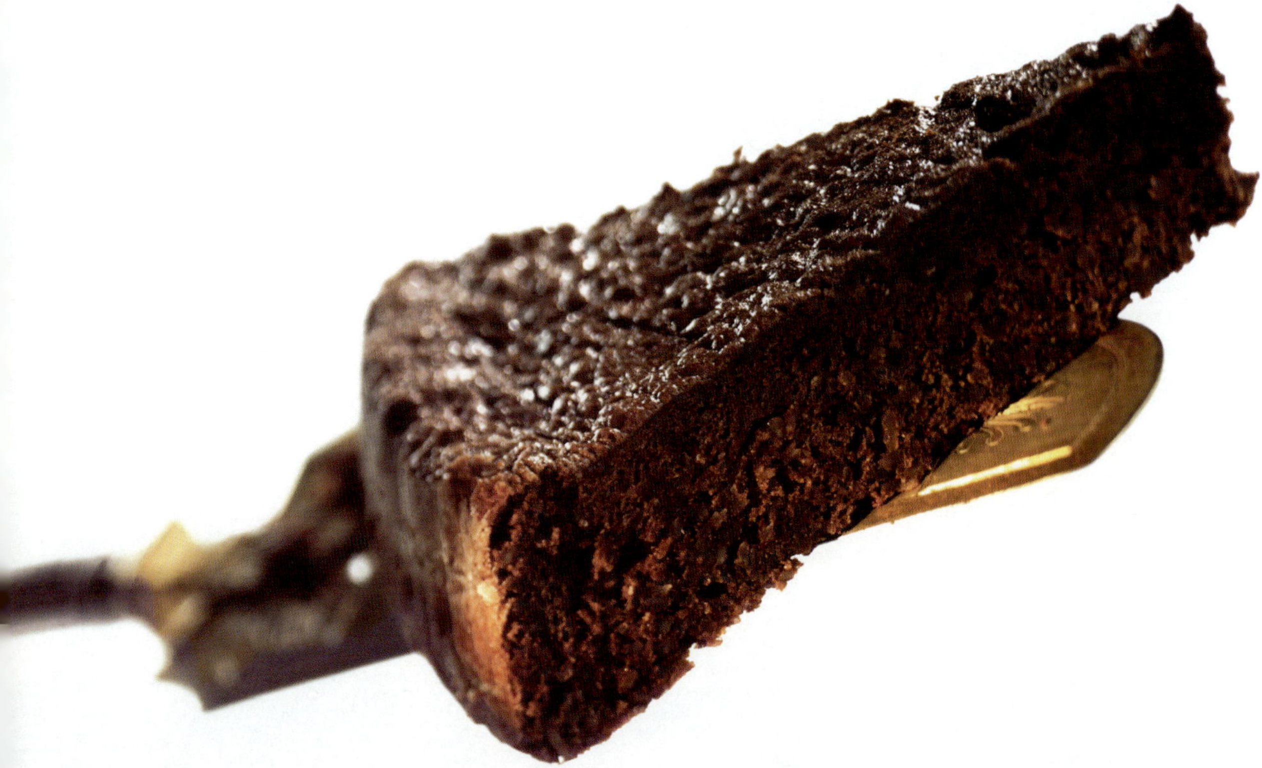

Los triglicéridos

Los triglicéridos, como su nombre indica, están formados por una molécula de glicerina y tres ácidos grasos.

Los aceites vegetales y las grasas animales más comunes están constituidos por mezclas de triglicéridos, que se diferencian profundamente dependiendo del tipo de ácidos grasos que predominen en su composición.

Los triglicéridos que aporta la comida pasan a la sangre y se acumulan en el tejido adiposo y en la musculatura, se consumen como combustible que proporciona energía al organismo y aportan sus ácidos grasos para la constitución de las células de todo el cuerpo.

Como ya se comentó en el libro *Comida amiga*, estas grasas tienen múltiples funciones y están formadas por ácidos grasos saturados o monoinsaturados como el ácido oleico, o poliinsaturados de las familias omega-6 y omega-3.

A pesar de que los triglicéridos son imprescindibles para la vida, su exceso puede provocar obesidad; asimismo si aumenta su nivel en sangre constituyen un riesgo para las enfermedades cardiovasculares.

El total de los triglicéridos del organismo y de su nivel en sangre no depen-

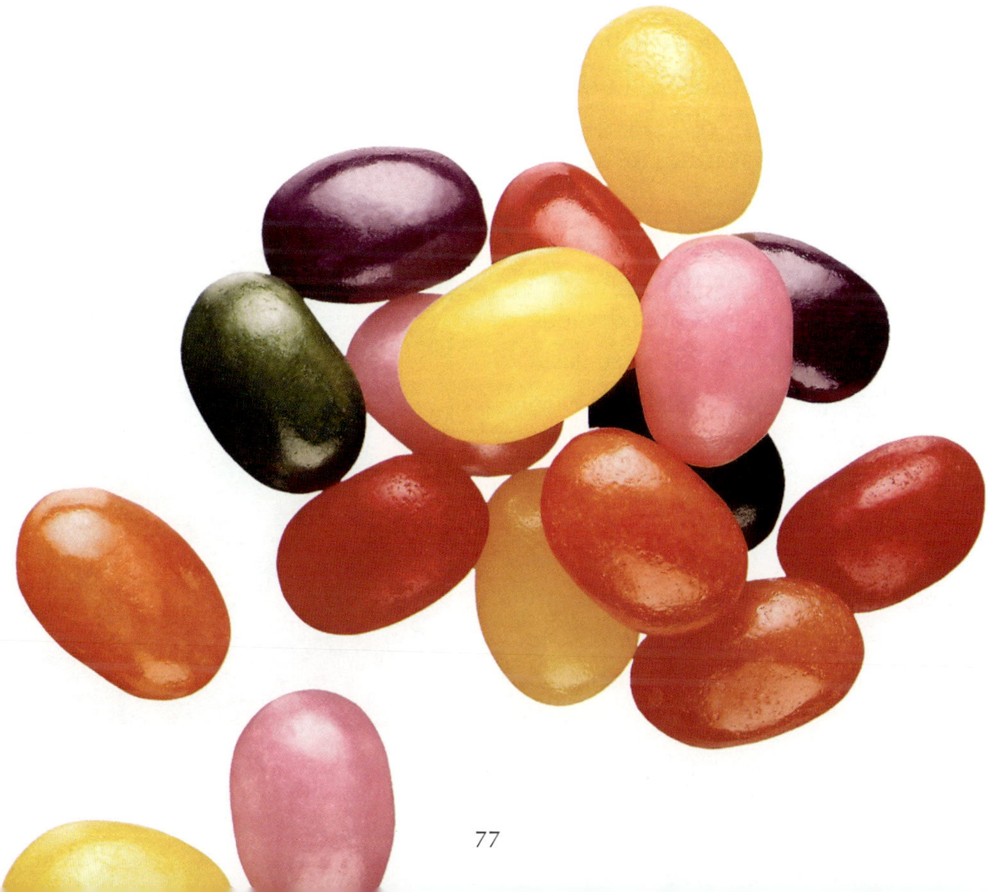

de tan solo de la cantidad de grasa que se haya comido, porque, como ya se dijo anteriormente, se forman triglicéridos en el hígado cuando se consume un exceso de hidratos de carbono y también el exceso de proteínas da paso a la fabricación de triglicéridos.

En muchas ocasiones el exceso de triglicéridos y de lipoproteínas VLDL se da como respuesta al consumo abusivo de hidratos de carbono.

Muchas personas, especialmente mujeres, cuando se les diagnostica un exceso de triglicéridos en sangre, no entienden de entrada cómo es posible ese exceso cuando su dieta cotidiana es muy baja en alimentos con grasa. La explicación está en que esos triglicéridos se han formado en su organismo, generalmente a partir de consumir en exceso alimentos tan bajos en grasas pero altos en azúcares como pueden ser las frutas, el azúcar o la leche desnatada.

Cuando se habla de «consumir en exceso» se debe entender que para cada persona una determinada cantidad puede ser justa o excesiva en función de su gasto calórico, algo que depende de factores tan variados como el sexo, la edad, el tamaño corporal o el ejercicio físico.

Para evitar niveles excesivos de triglicéridos en sangre se deben, moderar el consumo de los alimentos ricos en triglicéridos y de los que aportan hidratos de carbono, especialmente los de absorción rápida.

Es también necesario tener conciencia de que un alimento que puede considerarse muy saludable, como el aceite de oliva, que al igual que todos los aceites está constituido por un 99,9% de triglicéridos, si lo consumimos en exceso puede ser perjudicial para la salud.

Además es importante resaltar el papel de los ácidos grasos omega-3 en la reducción de los triglicéridos. Se ha demostrado que con una ingesta de 3 a 4 gramos diarios de estos ácidos grasos se consiguen disminuciones importantes de los niveles sanguíneos.

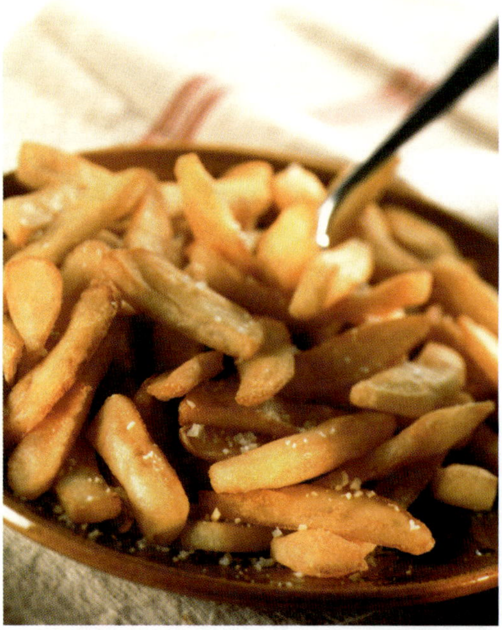

Alimentos ricos en triglicéridos y su composición en:

Ácidos grasos saturados = AGS

Ácidos grasos monoinsaturados = AGMI

Ácidos grasos poliinsaturados omega-3 = AGPIomega-3

Ácidos grasos poliinsaturados omega-6 = AGPIomega-6

Alimento (100 g)	Grasa total µg	AGS mgr.	AGMI mgr.	AGPI omega-3 µg	AGPI omega-6 µg
Aceite de oliva	99,9	13	73	0,7	7,8
Aceite de girasol	99,9	12	25	0,1	63,2
Manteca de cerdo	99,0	40,5	43	0,51	9,2
Mantequilla	82,0	52	19	0,68	1,4
Almendras	54	4	39	0,27	10,5
Nueces	59	7	11	7,50	35
Carne grasa de ternera	43	20	17	0,25	0,95
Carne grasa de cerdo	50	20	22	1,17	5,25
Queso curado	36	19	8,5	0,20	0,60
Aguacates	19	2	14,5	0,07	1,5

Alimentos con menor cantidad de triglicéridos que son buenas fuentes de ácidos grasos omega-3

Alimento (100 g)	Grasa total µg	AGS mgr.	AGMI mgr.	AGPI omega-3 µg	AGPI omega-6 µg
Sardinas	12	2,5	5	2,5	0,3
Caballa	16	3	8	2,8	0,5
Salmón	9	1,5	3,5	2	0,25
Mejillón	2,5	0,5	0,4	0,7	0,08
Calamar	1,5	0,3	0,2	0,5	0,15
Bacalao	0,7	0,1	0,1	0,3	0,02
Carne de conejo	3	1,5	0,8	0,25	0,45

Debe existir un equilibrio en la dieta entre los diferentes ácidos grasos: un exceso de alimentos muy ricos en ácidos grasos omega-6 requiere una mayor cantidad de antioxidantes para que estos no se deterioren en el organismo; además pueden dar lugar a sustancias con una gran capacidad de provocar vasoconstricción, inflamación y formación de trombos. La presencia de ácidos grasos omega-3 equilibra y frena la formación de estas sustancias, y genera otras sustancias de efectos contrarios.

Preguntas clave

1. ¿Los embutidos aportan triglicéridos?

Como la propia palabra indica, un embutido es una mezcla de carne y grasa picada o troceada y embutida. Existe una gran variedad de ellos y además de cada tipo se encuentran en el mercado diversas calificaciones de calidad que se les otorgan en función de su composición, la cantidad de proteínas y grasa que contengan.

Se pueden encontrar embutidos muy magros, elaborados con carnes de muy bajo contenidos en grasa, alrededor del 15%. Pero existe una gran oferta de embutidos que alcanzan el 70% de grasa (el equivalente a 7 cucharadas soperas), lo que quiere decir que de cada 100 gramos de embutidos prácticamente 70 gramos son triglicéridos y el contenido de colesterol es de 100 miligramos.

Por ello se puede afirmar que los embutidos aportan muchos triglicéridos.

El jamón no es un embutido, ya que se trata de un trozo entero de carne que se ha curado o cocido, por ello la cantidad de grasa del jamón no es comparable a la de los embutidos o fiambres. Por otra parte existe una oferta de jamones con muy poca grasa, es decir, con muy pocos triglicéridos.

2. ¿La bollería es rica en triglicéridos?

Toda la bollería se elabora principalmente con tres ingredientes: harina, azúcares y grasas. La proporción media de la mayoría de estos productos contiene de un 20 a un 30% de grasa, lo que supone que «en 100 gramos de alimento, hay unas 2 o 3 cucharadas soperas de grasa», es decir, de triglicéridos. Por esto es muy fácil aumentar la ingesta de triglicéridos con el consumo de magdalenas, bollos, bizcochos…

Algunos productos que parecen muy saludables y casi nadie los califica como bollería pueden contener muchos triglicéridos. Por ejemplo, determinadas preparaciones de pan a las que a la masa básica de harina, agua, levadura y sal, se les ha agregado diversas grasas o aceites. Unos bastones de pan tostados contienen un 15% de grasa, lo que indica que cada 100 gramos de producto aporta una cucharada sopera y media de grasa.

La diferencia entre unos productos de bollería y otros está en la grasa con la que se han elaborado; algunos contienen aceite de oliva (incluso existen marcas comerciales que fabrican todos sus productos exclusivamente con aceite de oliva), otros contienen aceites vegetales insaturados, como girasol o soja, y muchos incorporan grasas vegetales saturadas o grasas de origen animal.

3. ¿En una dieta para reducir el nivel de triglicéridos es aconsejable el consumo de lácteos desnatados?

En general, cuando existe un nivel alto de triglicéridos en sangre, es necesario disminuir la entrada de más triglicéridos a través de la alimentación diaria. Por ello el consumo de productos lácteos desnatados es una buena estrategia para eliminar una de las fuentes dietéticas cotidianas de este tipo de grasa. **Los lácteos desnatados tienen igual aporte de calcio y no contienen triglicéridos, con su consumo no se desequilibra la dieta en el aporte necesario de calcio y se disminuye la dosis total de grasa.**

4. ¿Es aconsejable suprimir el azúcar en caso de padecer exceso de triglicéridos?

Suprimir o disminuir al máximo el consumo de azúcar, miel y productos dulces es necesario cuando exista un exceso de triglicéridos en sangre, *para evitar la formación de triglicéridos endógenos en el hígado a partir de los azúcares que estos alimentos proporcionan.*

5. ¿Qué cantidad de aceite es adecuada en una dieta baja en triglicéridos?

Dado que el aceite vegetal, de cualquier origen, oliva, girasol, maíz…, está formado prácticamente por un 100% de triglicéridos **se debe reducir su consumo a una cucharada sopera diaria y como máximo dos,** *especialmente en personas delgadas o que realicen mucho ejercicio.*

6. ¿Qué cantidad de fruta es recomendable al día para personas que padezcan un exceso de triglicéridos?

La fruta es una excelente fuente de azúcar de absorción rápida, *fructosa y glucosa, y por ello se debe moderar su consumo a una o máximo dos piezas de fruta al día hasta que se normalicen los niveles de triglicéridos en sangre. Igualmente conviene evitar los zumos o refrescos de frutas azucarados.*

7. ¿El pescado azul, a pesar de tener más grasa que el blanco, es recomendable para rebajar el nivel de triglicéridos?

Pocos alimentos tienen menos grasa que el pescado blanco, bacalao, merluza, rape, lenguado…, y por ello son alimentos que han de consumirse abundantemente en dietas que deban tener un nivel bajo de triglicéridos. *Ciertamente el pescado azul tiene más grasa que el pesca-*

do blanco pero la composición de su grasa, al contener ácidos grasos omega-3, tiene un comprobado efecto de rebajar los niveles sanguíneos de triglicéridos, por lo que se pueden consumir dos o tres veces por semana con el fin de conseguir la disminución de triglicéridos en sangre.

8. ¿Las legumbres son más aconsejables que las patatas para evitar el exceso de triglicéridos?

Los alimentos que contienen almidón, que es una sustancia de origen vegetal formada por numerosas moléculas de glucosa, tienen la virtud de digerirse poco a poco y su contenido en glucosa pasa lentamente a la sangre. De todos estos alimentos, son las patatas las que provocan un paso más rápido de glucosa y por tanto pueden provocar que esta glucosa al llegar al hígado se transforme en triglicéridos.

Las legumbres, la pasta y el arroz, especialmente el integral, liberan sus moléculas de glucosa de una manera más lenta y por ello no producen subidas tan rápidas de glucosa en sangre. *Por esta razón son más aconsejables que las patatas para controlar la formación de triglicéridos en el hígado y evitar su exceso en sangre.*

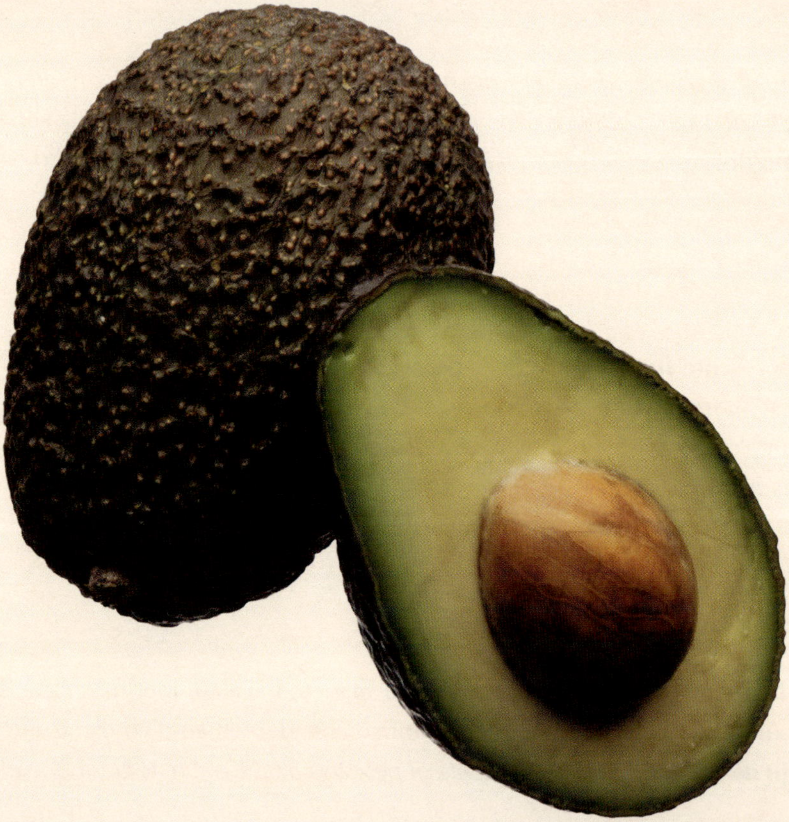

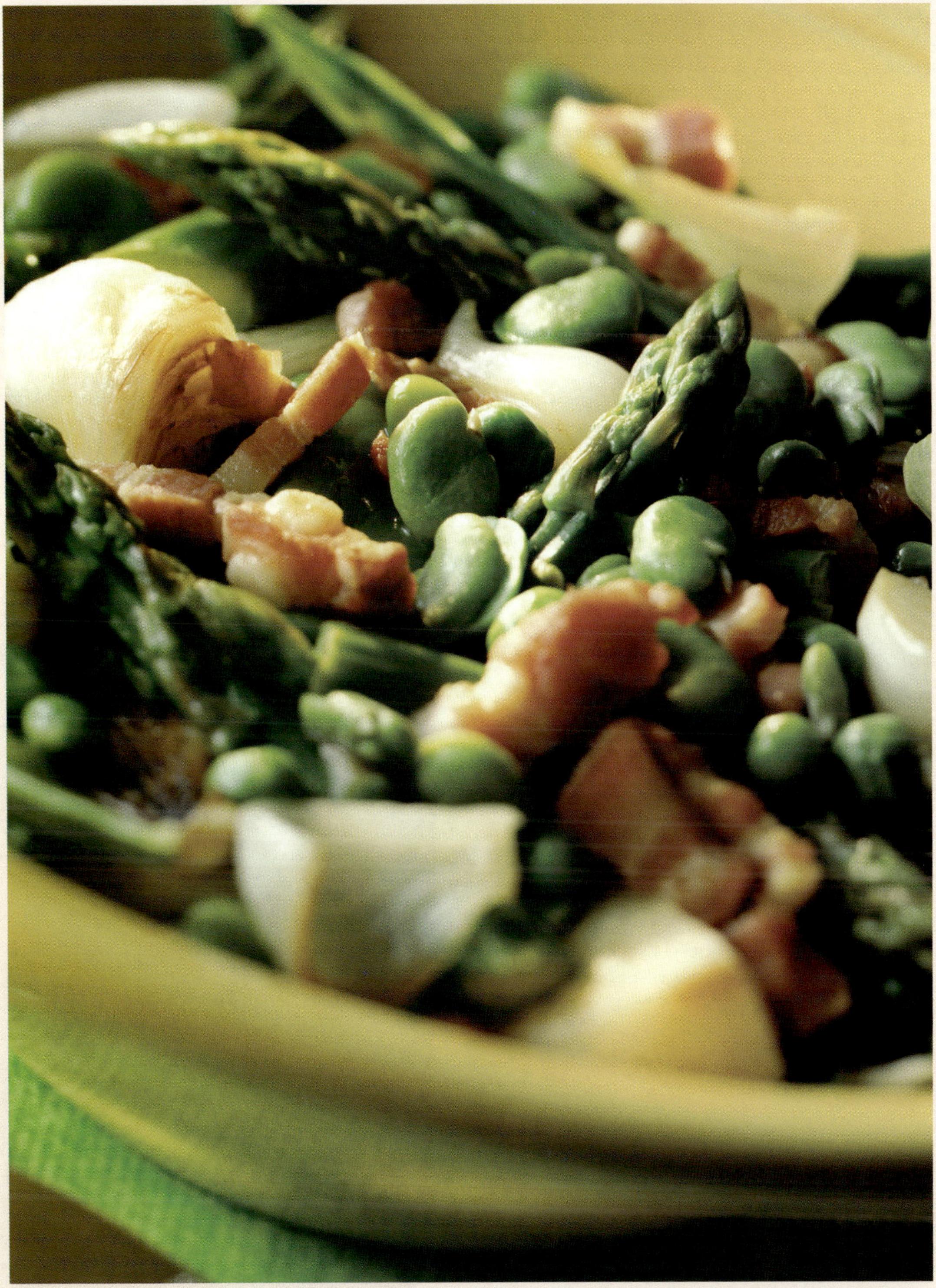

Dieta para evitar el exceso de triglicéridos

La dieta para evitar el exceso de triglicéridos debe controlar principalmente la dosis total de grasa y moderar el consumo de hidratos de carbono, principalmente los de absorción rápida.
Para conseguir estos objetivos se utilizarán alimentos con poca grasa y se debe moderar el consumo de aceite a la vez que se recomienda suprimir el azúcar y productos azucarados, consumir una pieza de fruta al día y potenciar el consumo de yogur y queso desnatado sobre el de leche.

Lunes

Almuerzo

Ensalada de lechuga y tomate con legumbres

Tortilla de verduras: calabacín, alcachofas, espinacas...

Yogur desnatado

Cena

Puré de verduras

Pollo o pavo a la plancha

Frutas tropicales: kiwi, piña, mango...

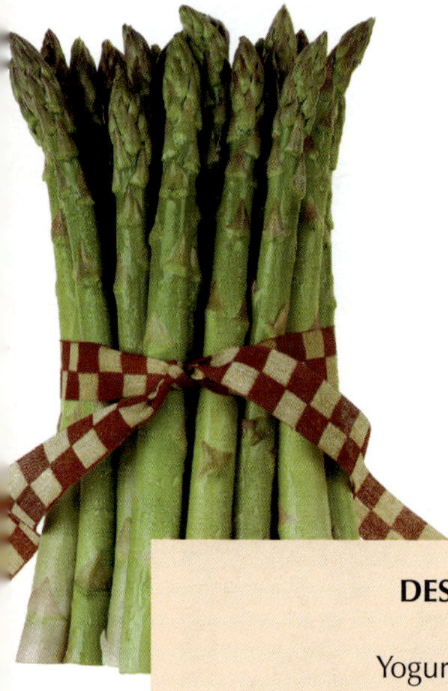

DESAYUNO

Yogur desnatado

Pan integral con queso en porciones desnatado

Café, té o infusión

A media mañana o a media tarde
los alimentos ideales son vegetales como las zanahorias, apio, pepino, pepinillos en vinagre y lácteos desnatados.

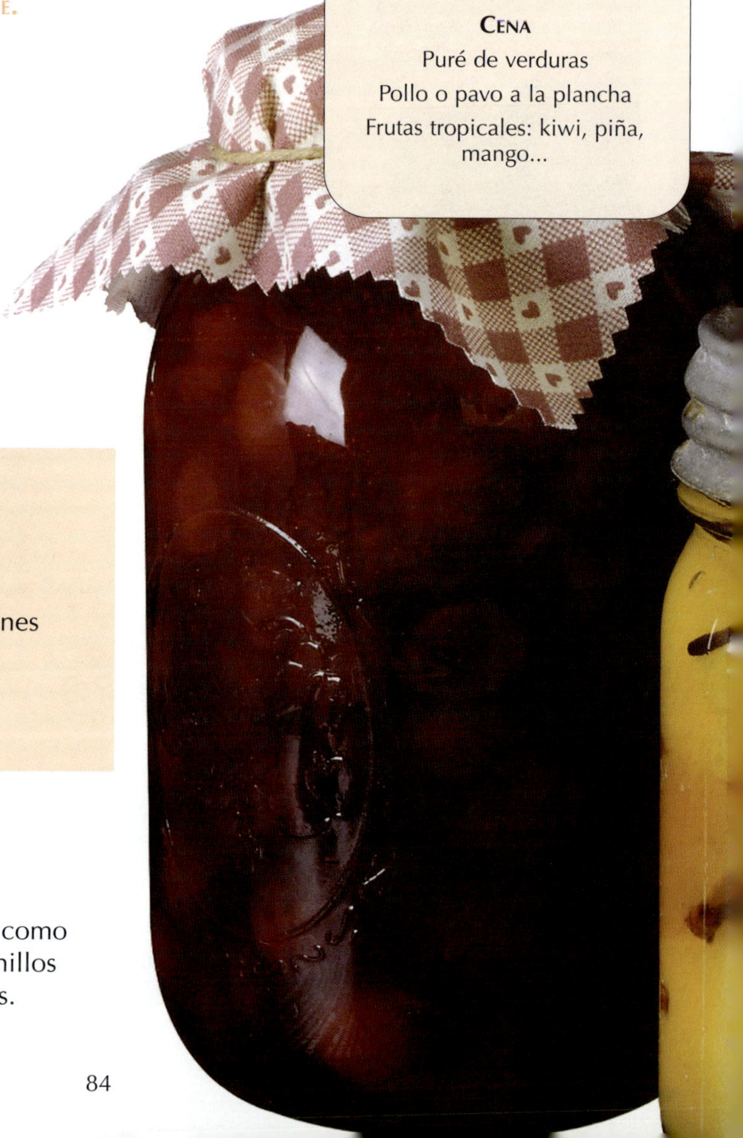

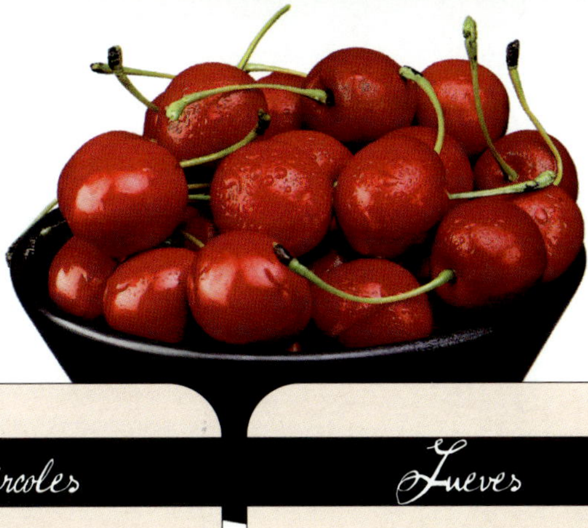

Martes

ALMUERZO

Espárragos o palmitos

Conejo al ajillo

Cítricos

CENA

Ensalada de col lombarda

Sopa de arroz y pescado

Yogur desnatado

Miércoles

ALMUERZO

Ensalada de vegetales variados con pasta

Huevos al plato con guisantes

Frutas rojas: frambuesas, fresas, moras...

CENA

Pescado al vapor con verduras

Yogur desnatado con 4 nueces

Jueves

ALMUERZO

Verduras asadas o a la plancha

Lentejas con arroz

Yogur desnatado

CENA

Sopa de verduras

Mejillones al vapor

Frutas tropicales

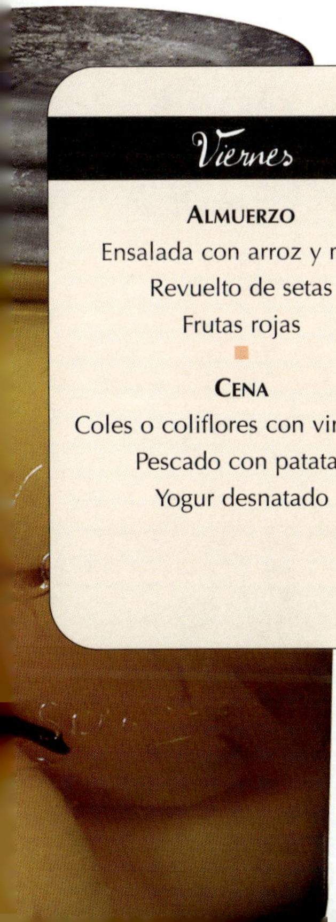

Viernes

ALMUERZO

Ensalada con arroz y maíz

Revuelto de setas

Frutas rojas

CENA

Coles o coliflores con vinagreta

Pescado con patatas

Yogur desnatado

Sábado

ALMUERZO

Cogollos de lechuga con palitos de cangrejo

Calamares o sepia a la plancha

Cítricos

CENA

Crema de calabacín, cebolla y queso en porciones desnatado

Tortilla de espárragos o ajos tiernos

Yogur desnatado

Domingo

ALMUERZO

Ensalada de hojas: lechuga, espinacas, berros, endivias...

Carne magra a la plancha con pimientos

Fruta asada o en compota

CENA

Verdura salteada con jamón muy magro y huevo duro

Yogur desnatado

Enemigos del hígado

Preguntas clave

Dieta de descanso hepático

Problemas hepáticos

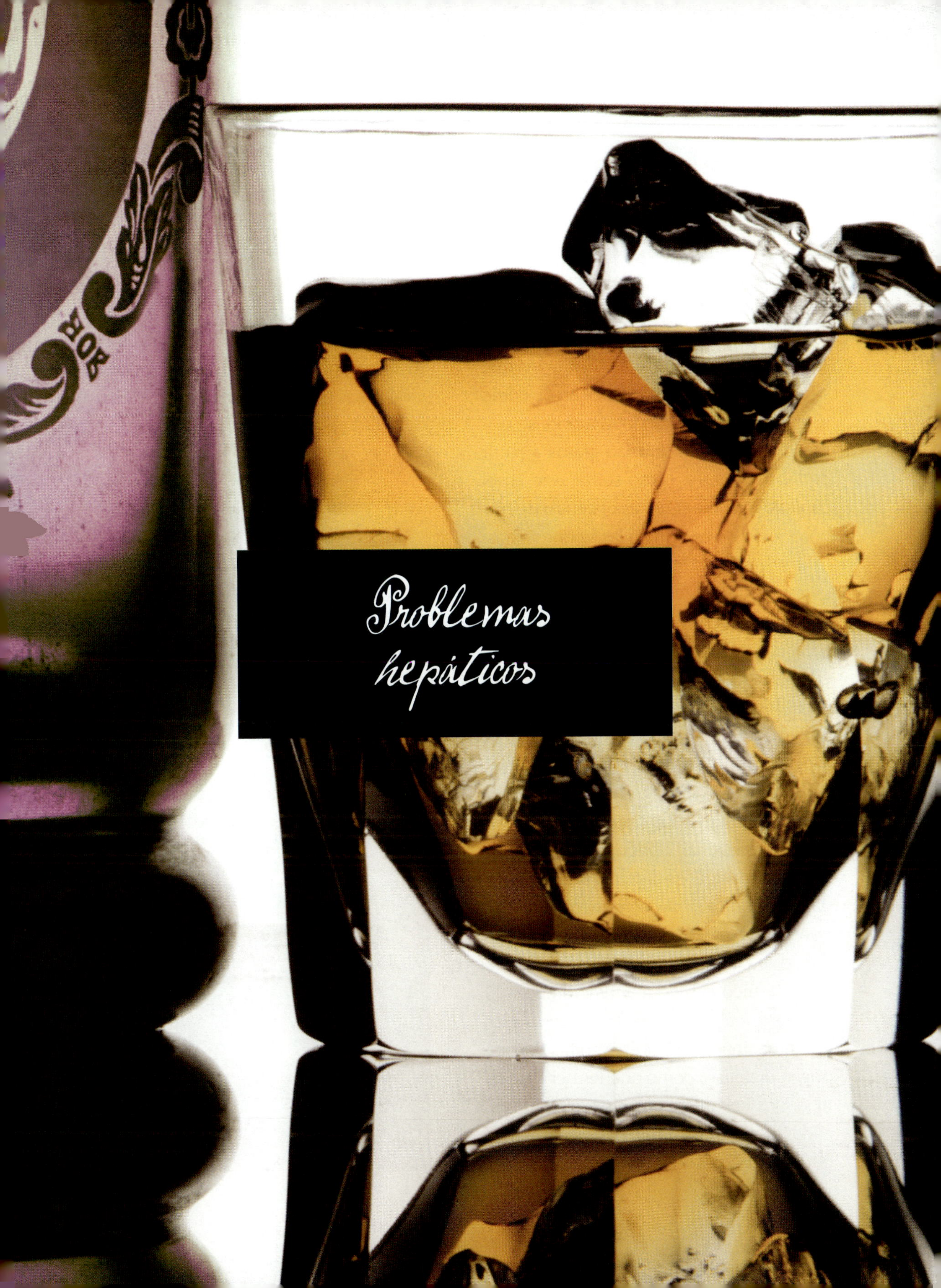

Problemas hepáticos

El hígado cumple numerosísimas funciones en el organismo y se puede considerar el órgano central del metabolismo. Al hígado llegan todas las sustancias que se absorben de los alimentos y en él, como si se tratase de un gran laboratorio, se elaboran proteínas, se forman grasas a partir de los azúcares y, como se ha visto en el capítulo del colesterol, es el centro de elaboración y recepción de las lipoproteínas.

Un hígado dañado, sobrecargado de grasa, o con deficiencia de sustancias protectoras, puede verse incapacitado para cumplir todas sus funciones y con ello se verá afectado todo el organismo.

El hígado tiene una gran capacidad de regeneración pero a la vez es muy sensible a sustancias tóxicas que pueden dañarlo.

Son numerosas las sustancias que pueden perjudicar al hígado, entre ellas se encuentran algunos fármacos necesarios para la curación de enfermedades pero que tienen efectos secundarios dañinos para este órgano; otras pueden ser de origen orgánico debido a alteraciones en el organismo; algunas pueden ser generadas por situaciones de estrés, y otras son de origen dietético, como pueden ser tóxicos ingeridos con alimentos o excesos provocados por malas conductas alimentarias que se pueden controlar y evitar.

La dieta tiene un efecto directo sobre la salud del hígado y por ello es conveniente conocer las buenas normas que se deben practicar a lo largo de toda la vida para mantener en perfecto estado de salud ese órgano tan vital.

Enemigos del hígado

Un exceso de alimentos supone un gran trabajo de metabolización para el hígado, con la posibilidad de una gran formación de grasa a nivel hepático. Asimismo, una deficiencia de nutrientes puede causar grandes alteraciones en el hígado e impedir que cumpla todas sus funciones.

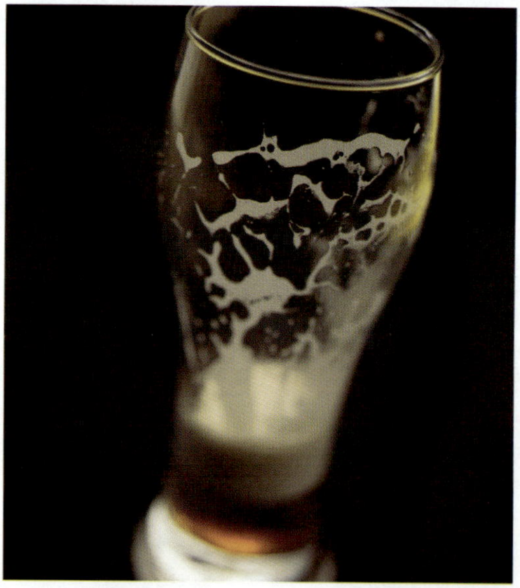

Una dieta equilibrada y un correcto mantenimiento del peso corporal son dos factores de protección hepática. Sin embargo existen enemigos de la salud del hígado que deben evitarse.

EL ALCOHOL

El exceso de consumo de alcohol es la principal causa de cirrosis hepática en el mundo. El alcohol se metaboliza mayoritariamente en el hígado por acción de una enzima que tiene mayor o menor capacidad de actuación frente al alcohol, dependiendo de la genética heredada. Por ello existen personas con muy poca capacidad de metabolizar el alcohol y eso condiciona una muy mala tolerancia a las bebidas alcohólicas. El primer órgano dañado por efecto del alcohol es el propio hígado.

El alcohol que no se metaboliza en el hígado pasa a la sangre y se distribuye por todo el organismo siendo el cerebro el otro órgano más seriamente perjudicado por el alcohol.

La tolerancia al alcohol será, por tanto, algo personal de origen genético. Por ello cada individuo debería ser consciente de su tolerancia personal y no dañar nunca al organismo con dosis inadecuadas.

Sobre esta base genética otros factores podrán aumentar o disminuir la tolerancia al alcohol: las mujeres toleran peor el alcohol que los hombres y a mayor peso corporal más aumenta la tolerancia.

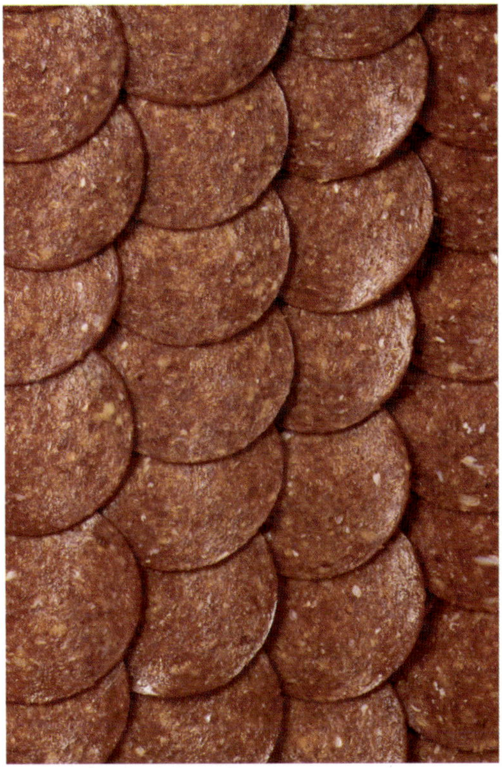

EL ABUSO DE GRASAS

La bilis es imprescindible para poder digerir las grasas, por lo que el hígado elabora mayor o menor cantidad de bilis dependiendo de la dosis de grasa de cada comida. Una vez absorbida una determinada cantidad de grasa de la dieta, esta llegará al hígado. Por tanto, una dieta alta en grasa supone un trabajo importante para el hígado. Cuando este órgano se ve dañado por un exceso de grasa aparece frecuentemente malestar digestivo e inapetencia.

Una dieta en la que no se abuse de la grasa será de gran beneficio para el hígado.

Alto consumo de alimentos ricos en colesterol

El colesterol de los alimentos ingeridos llega al hígado y puede producir una mayor concentración de colesterol en la bilis y con ella una mayor propensión a que se formen cálculos o piedras en la vesícula biliar. Por esta razón una dieta en la que no se sobrepase los 300 miligramos de colesterol al día, no tan solo será beneficiosa para el aparato cardiovascular, sino que será una de las mejores pautas de prevención de la cada vez mayor incidencia de cálculos o litiasis biliar en la población.

Si a este control en la dosis de colesterol de la dieta se le añade un alto consumo de fibra se refuerza el efecto protector para evitar la formación de cálculos biliares.

Consumo abusivo de azúcares de absorción rápida

El hígado es capaz de acumular una cierta cantidad de glucosa en forma de glucógeno hepático, pero una vez completada esta reserva el exceso de azúcares de la dieta se transforma en grasa elaborando triglicéridos y así se obtiene la grasa de origen endógeno. Un abusivo consumo de estos azúcares, aunque provenga de alimentos tan saludables como la fruta, supondrá una sobrecarga de trabajo hepático y un exceso de grasa.

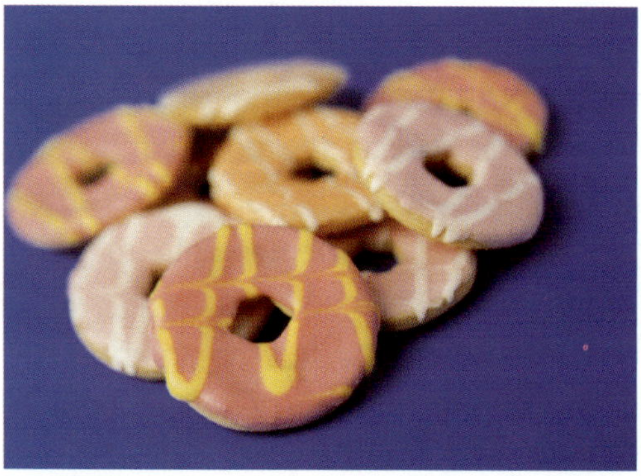

Una dieta pobre en proteínas

El hígado es el principal órgano del metabolismo proteico, por lo que una deficiencia en proteínas puede alterar múltiples funciones hepáticas.

Si la alimentación no aporta la dosis suficiente de proteínas, el organismo moviliza las proteínas corporales, especialmente las proteínas de la masa muscular, y se induce una situación de catabolismo que sobrecarga al hígado. Ello puede derivar en un hígado graso y provocar que las reacciones de desintoxicación, tan fundamentales para la salud en general, no se realicen con normalidad.

Una dieta pobre en hidratos de carbono

El hígado fabrica cuerpos cetónicos cuando no recibe la dosis suficiente de hidratos de carbono a través de la dieta, así asegura una fuente de energía para todo el organismo. Sin embargo ello puede desencadenar una situación de malestar con náuseas e inapetencia, por la conocida crisis de cetona tan habitual en la infancia.

Preguntas clave

1. ¿Una dieta alta en antioxidantes protege el hígado?

El hígado es uno de los órganos que más se benefician de la presencia de antioxidantes, porque sus células tienen un gran nivel de regeneración y la correcta formación de nuevas células se ve protegida y favorecida por las sustancias antioxidantes. *El otro gran motivo del beneficio hepático que ejercen los antioxidantes es debido a la gran actividad metabólica que tiene el hígado, puesto que en todas las reacciones orgánicas se producen radicales libres y el tejido hepático sufre el impacto de la gran formación y la presencia de estas moléculas tan reactivas ante las cuales solo existe la protección de las sustancias antioxidantes.*

2. ¿La carencia de vitamina C aumenta el riesgo de formación de piedras de vesícula biliar?

La vitamina C, entre muchas de sus funciones, tiene la de intervenir en el metabolismo a nivel hepático del colesterol y en la formación de los ácidos biliares, que son uno de los componentes básicos de la bilis. **Se ha comprobado que una carencia de vitamina C aumenta la formación de las piedras de vesícula biliar.** *Por ello una dieta con un buen contenido de vitamina C se convierte en un factor de protección, incluso para las personas a las que se les ha extirpado la vesícula, para evitar la formación de cálculos en los conductos biliares.*

3. ¿La obesidad aumenta el riesgo de formación de piedras de vesícula biliar?

Efectivamente, en personas obesas se produce un aumento en la secreción biliar de colesterol y a mayor obesidad mayor aumento en esta secreción. **Por ello los obesos tienen un riesgo dos veces mayor de padecer cálculos biliares.**

4. ¿Los huevos son buenos alimentos para el hígado?

Los huevos son alimentos ricos en proteínas, en lecitina y en antioxidantes, tres factores que ejercen beneficios sobre el tejido hepático y el buen funcionamiento del hígado. La dosis de grasa del huevo entero es tan solo del 10%, lo que supone que con un huevo grande de unos 50 gramos se ingieren 5 gramos de grasa. No se puede considerar por tanto un alimento graso. Por todas estas razones no existe ningún argumento que lo pueda calificar como un alimento desaconsejable para la salud hepática.

Solo las personas que tengan una intolerancia particular al huevo deben abstenerse de su consumo.

5. ¿Los productos lácteos son alimentos recomendables para el hígado?

Los productos lácteos pueden presentar muchas intolerancias debidas a su proteína, su grasa o a la lactosa; por ello algunas personas no los toleran bien. Cuando se presenta alguno de estos problemas siempre tienen una repercusión a nivel hepático.

Especialmente la grasa de la leche puede causar molestia digestiva con una respuesta biliar exagerada en algunos individuos.

Sin embargo para quien tolera y digiere perfectamente los productos lácteos, su consumo no repercute negativamente en el hígado.

6. ¿El consumo moderado de alcohol es aconsejable para el hígado?

Algunos estudios han apuntado hacia un efecto positivo de un consumo moderado de bebidas alcohólicas con respecto a una menor incidencia en la formación de piedras de vesícula biliar, porque tiene varios efectos metabólicos sobre la composición de la bilis, pero **en el caso de cualquier alteración u enfermedad hepática no se recomienda la presencia de alcohol en la dieta, aunque sea muy moderada.**

7. ¿Una dieta alta en fibra es aconsejable para evitar piedras de vesícula biliar?

Está comprobado que una dieta alta en fibra disminuye la concentración de colesterol de la bilis y con ello la posibilidad de formación de cálculos biliares. *Si además la dieta es moderada en alimentos refinados y en hidratos de carbono de absorción rápida, se convierte en la mejor prevención para evitar este problema de salud.*

8. ¿Solo las grasas aumentan la secreción de bilis?

Las grasas aumentan la secreción biliar y las contracciones de la vesícula, pero existen otros alimentos que tienen efectos similares sin tener prácticamente contenido de grasa, como son las naranjas y las espinacas.

Situaciones de mucho estrés, enfado o ansiedad pueden tener efectos de aumento de secreción biliar y de eliminación de la bilis al intestino con un fuerte efecto laxante.

9. ¿Después de un abuso de alimentos es aconsejable el ayuno?

Algunos órganos implicados en la digestión y el metabolismo, como son el estómago y el páncreas, se ven beneficiados por el reposo en sus funciones al no ingerir alimentos, pero el hígado está en continuo funcionamiento aunque se esté en ayunas. *Después de comidas muy copiosas o de días de un consumo abusivo de alimentos se beneficia más la salud y el descanso hepático siguiendo una dieta muy baja en grasa pero que aporte la cantidad necesaria de hidratos de carbono para que el hígado no ponga en marcha una serie de reacciones metabólicas para proveer de glucosa y energía al organismo, puesto que todos estos resortes metabólicos de supervivencia le suponen un gran trabajo.*

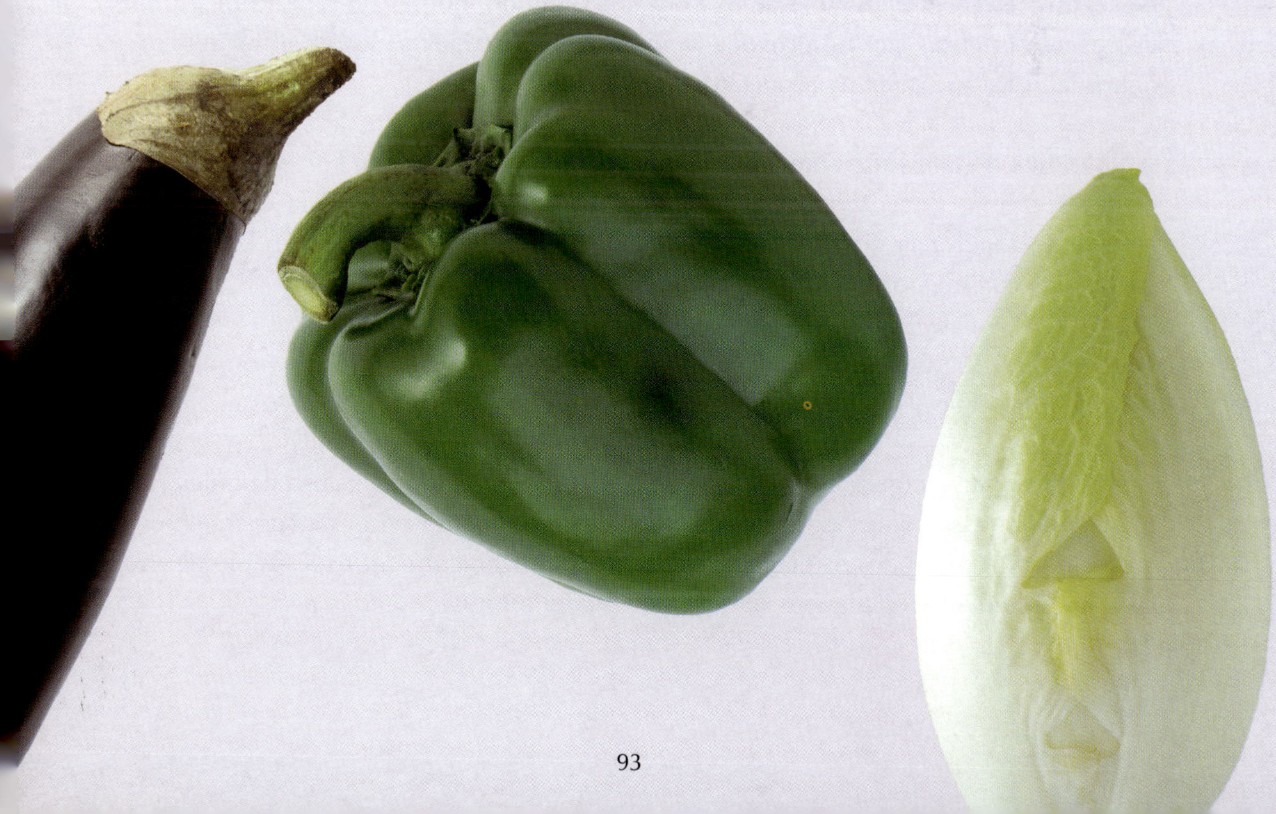

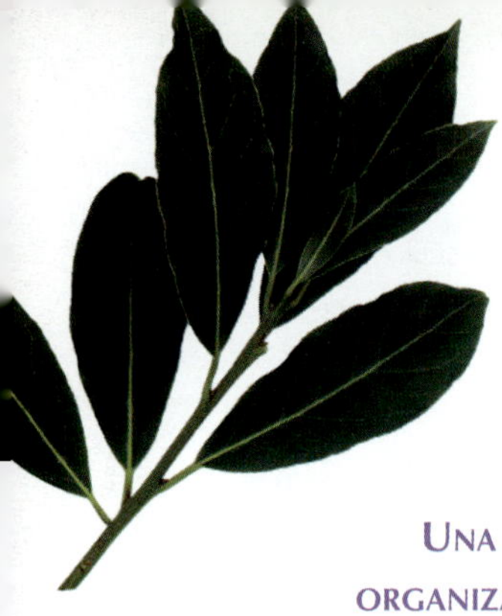

Dieta de descanso hepático

UNA DIETA QUE RESULTE UN AUTÉNTICO DESCANSO PARA EL HÍGADO SE DEBE ORGANIZAR TENIENDO EN CUENTA VARIOS CONCEPTOS, PUESTO QUE EL HÍGADO ES EL ÓRGANO CENTRAL DEL METABOLISMO Y REALIZA MÚLTIPLES FUNCIONES: TANTO PORQUE RECIBE LOS NUTRIENTES DE LA COMIDA, COMO POR LA METABOLIZACIÓN DE RESERVAS ORGÁNICAS CUANDO NO LLEGAN A TRAVÉS DE LA DIETA SUFICIENTES SUSTANCIAS IMPRESCINDIBLES PARA LAS FUNCIONES VITALES.

Esta dieta de descanso hepático tiene como elemento principal el arroz y consigue los siguientes objetivos:

- **Aporta una dosis mínima de grasa, lo que supone una entrada muy baja de grasa al hígado a través de la dieta.**
Con la práctica de esta alimentación durante unos cuantos días se provoca una disminución de grasa en el hígado muy beneficiosa para la salud de este órgano.

- **La dosis de hidratos de carbono es suficiente para no inducir una formación de cuerpos cetónicos en el hígado. El arroz contiene almidón, que es un hidrato de carbono de absorción lenta, que no provoca la formación de triglicéridos en el hígado como ocurre con los azúcares de absorción rápida.**

- **No es una dieta insuficiente en proteínas, puesto que en medio kilo de arroz hay de 40 a 50 gramos de proteína y cuando se añaden otros alimentos la dosis proteica aumenta. Asegurar la dosis de proteínas comporta que no se movilicen las proteínas corporales con el consiguiente trabajo hepático de metabolización.**

Todo esto no se puede conseguir, por ejemplo, con una dieta de frutas porque resulta pobre en proteínas y alta en azúcares de absorción rápida.

Esta dieta es muy aconsejable para cualquier persona que tenga exceso de colesterol o triglicéridos o para quien padezca una sobrecarga de grasa en el hígado. También se aconseja antes y después de etapas en las que se realizan comidas excesivamente abundantes como ocurre en algunas épocas festivas del año.

Esta dieta se realizará en cuatro fases con un tiempo mínimo y máximo recomendable para cada fase.

Consiste en combinar los alimentos que se recomiendan cada día y distribuirlos a lo largo de la jornada en varias tomas de comida. La utilización de sal o especias dependerá del gusto y el estado de salud de cada persona.

Se realizará 1 o 2 días seguidos

Primera fase

Ingredientes

½ kg de arroz
1 cucharada sopera de aceite de oliva
Agua, infusiones, café o té

Preparación

Hervir el medio kilo de arroz. Es recomendable que sea arroz integral o arroz vaporizado, por su aporte de fibra. Colar el arroz una vez hervido y añadirle la cucharada sopera de aceite.
Se puede conservar el agua de cocción e ir consumiendo tomas de arroz seco o caldoso a lo largo del día.

Se realizará 1 o 2 días seguidos

Segunda fase

Ingredientes

300 a 400 g de arroz
400 o 500 g de hortalizas: cebolla, puerro, calabacín, berenjena, pimiento y setas
1 cucharada sopera de aceite de oliva
1 limón
Agua, infusiones, café o té

Preparación

Preparar el arroz como en la fase anterior y añadirle el aceite. Cocer las verduras asadas, a la plancha o al vapor, aliñarlas con unas gotas de limón.
Consumir el arroz solo o mezclado con las verduras.

Se realizará 1 o 2 días seguidos

Tercera fase

Ingredientes

300 g de arroz
300 g de hortalizas como en la fase anterior
100 g de lechugas, endivias y berros
200 g de pescado blanco
1 cucharada sopera de aceite de oliva
1 limón
Agua, infusiones, café o té

Preparación

Se prepara el arroz y las hortalizas como en la fase anterior. La ensalada de hojas se consumirá cruda. El pescado se cuece a la plancha, al vapor o al horno o en papillote y para su preparación se puede utilizar parte de las hortalizas.

Se realizará 4 o 10 días seguidos

Cuarta fase

Ingredientes

250 g de arroz
300 g de hortalizas o verduras variadas
200 a 300 g de lechugas, endivias, berros, zanahoria, pepino
200 g de pescado blanco
1 cucharada sopera de aceite de oliva
1 limón
3 yogures desnatados
Agua, infusiones, café o té

Preparación

El arroz, las hortalizas, las ensaladas y el pescado se preparan igual que en la fase anterior. En esta etapa se añaden 3 yogures desnatados que aportan una mayor dosis de nutrientes sin agregar grasa a la dieta.

El ácido úrico

Hábitos dietéticos que aumentan el nivel de ácido úrico

Preguntas clave

Evitar el exceso de ácido úrico

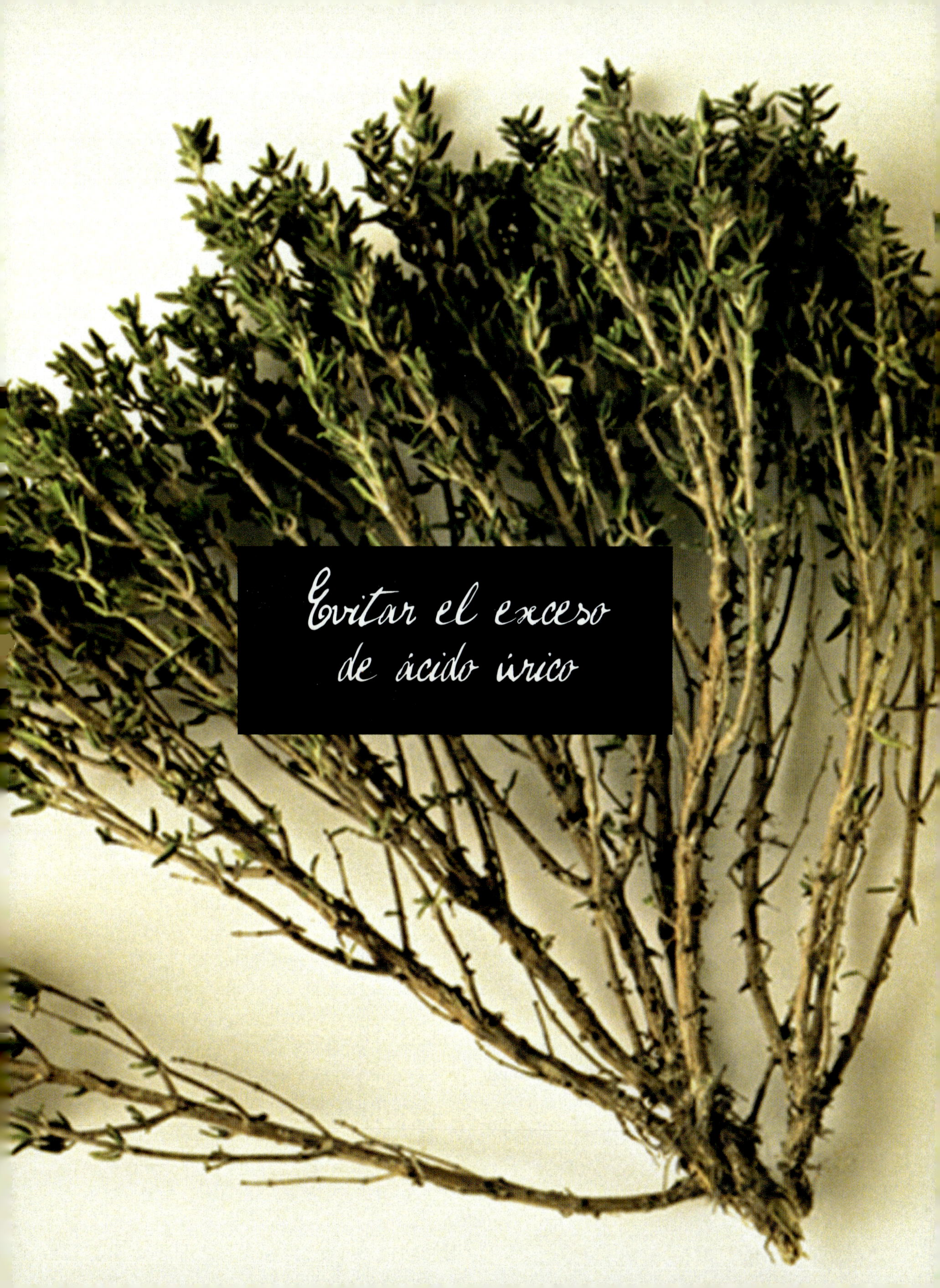

Evitar el exceso de ácido úrico

El exceso de ácido úrico en sangre o hiperuricemia es una alteración de la salud, conocida desde tiempos remotos. Una de sus manifestaciones más célebres es la gota, por haberla padecido especialmente en la Edad Media personajes famosos como reyes y señores feudales, por lo que era considerada como una enfermedad de ricos.

En la actualidad la incidencia de hiperuricemia está en aumento en las sociedades económicamente desarrolladas, siendo más frecuente en hombres que en mujeres.

El ácido úrico

El ácido úrico es una sustancia que se produce en el organismo como producto de la metabolización de las purinas, constituyentes fundamentales de las nucleoproteínas, sustancias imprescindibles para la vida y presentes en los tejidos orgánicos.

El ácido úrico y sus sales, los «uratos», que es la forma más habitual en la que se encuentra en el organismo, tienen un importante papel antioxidante en sangre ya que poseen la capacidad de eliminar radicales libres. Así, nos encontramos ante unas sustancias, como el colesterol, que de hecho no son perjudiciales para la salud por sí mismas; lo que resulta perjudicial es su exceso.

La vía principal de eliminación de ácido úrico es la orina y de ella dependerá en gran medida el mantenimiento de unos niveles correctos de uricemia en sangre. Solo una cuarta parte del ácido úrico pasa al intestino, donde es degradado por la flora intestinal.

Como en el caso del colesterol, el ácido úrico o sus uratos presentes en sangre provienen de dos fuentes:

- **Origen exógeno:** a partir de las purinas de la dieta. Por ello en caso de padecer hiperuricemia es conveniente evitar los alimentos ricos en purinas, aunque con esta sola pauta dietética y sin tener en cuenta todos los otros factores que influyen y colaboran en una buena eliminación urinaria tan solo se consigue una pequeña reducción de los niveles sanguíneos de ácido úrico.

- **Origen endógeno:** el ácido úrico que se forma en el interior del cuerpo proviene de varias reacciones orgánicas, por degradación natural de las células, que en determinadas enfermedades o circunstancias puede verse aumentada, como en el caso del ayuno, y por formación o síntesis que tiene lugar en la mayoría de los tejidos de los nucleótidos de purina.

Por ello la hiperuricemia es considerada una enfermedad que puede tener un origen genético, metabólico o de eliminación de ácido úrico.

El exceso de ácido úrico puede dañar especialmente las articulaciones y los riñones, aunque también puede dañar otros tejidos como la piel y está asociado a otras enfermedades, por lo que es necesario adoptar todas las medidas sanitarias necesarias para controlarlo, entre ellas, unas concretas pautas dietéticas.

Hábitos dietéticos que aumentan el nivel de ácido úrico

Alimentos ricos en purinas:

El consumo de alimentos ricos en purinas puede aumentar el nivel de ácido úrico en sangre, por ello es aconsejable en personas que sufran esta alteración moderar la ingesta de purinas. Para conseguirlo es necesario abstenerse de alimentos con un «alto contenido en purinas» (que se sitúan en dosis que superan los 150 miligramos de purinas por cada 100 gramos de alimento) y moderar el consumo de alimentos con un «contenido medio de purinas» (en dosis que superan los 50 miligramos hasta un máximo de 150 miligramos de purinas por 100 gramos de alimento).

CONTENIDO DE PURINAS EN ALIMENTOS

Alimento (100 g)	µg de purinas
EXTRACTOS DE CARNE	3.500
CALDO DE CARNE	1.200
LEVADURAS	700
PESCADO AZUL DE TAMAÑO PEQUEÑO: BOQUERÓN, SARDINA...	400 A 200
VÍSCERAS: HÍGADO, RIÑONES...	350 A 330
CARNE DE TERNERA	195
CARNE DE CORDERO	130
BACALAO	140
SALMÓN	130
MARISCO	120 A 70
CARNE DE CERDO	90
CARNE DE AVES	80
LEGUMBRES	75
COLIFLOR, ESPÁRRAGOS, ESPINACAS	75
SETAS	70
CARNE DE CONEJO	50
PESCADOS BLANCOS	50

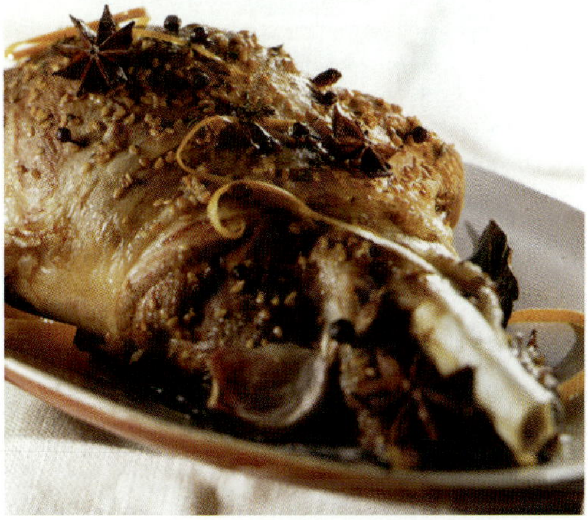

Algunos alimentos no contienen purinas y en otros su dosis es prácticamente despreciable, estos alimentos son:

- Leche y derivados
- Huevos de todas las aves y caviar
- Frutas frescas
- Frutos secos: nueces, almendras, avellanas, pipas
- Azúcar y miel
- Aceites y todo tipo de grasas
- Cereales refinados que no contengan el germen
- Tubérculos como la patata y raíces como la zanahoria
- Verduras, exceptuando las que tienen un contenido medio de purinas
- Café, té e infusiones de hierbas

Estos alimentos deberían constituir la base de la dieta en caso de hiperuricemia.

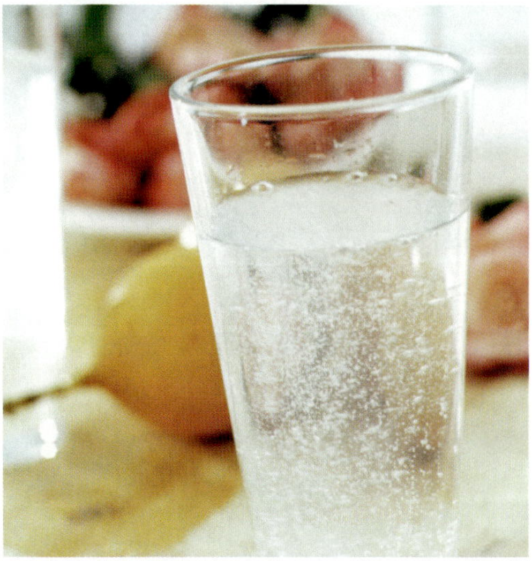

Baja ingesta de agua

Si no se potencia la eliminación de ácido úrico por la vía natural que es la orina no se controlarán los niveles en sangre. Los riñones filtran la sangre y la limpian de muchas sustancias, entre ellas, la urea y el ácido úrico o los uratos. Una baja ingesta de agua supone una menor producción de orina y por tanto se frena la posibilidad de eliminación.

Dieta que provoca una orina ácida

La acidez o basicidad de la orina viene condicionada por los alimentos que se ingieren diariamente. Es muy frecuente en las analíticas de orina encontrar valores de pH = 5, lo que indica que la orina es ácida.

Una orina básica multiplica por 10 la solubilidad de los uratos, por lo que se potencia su eliminación y, al contrario,

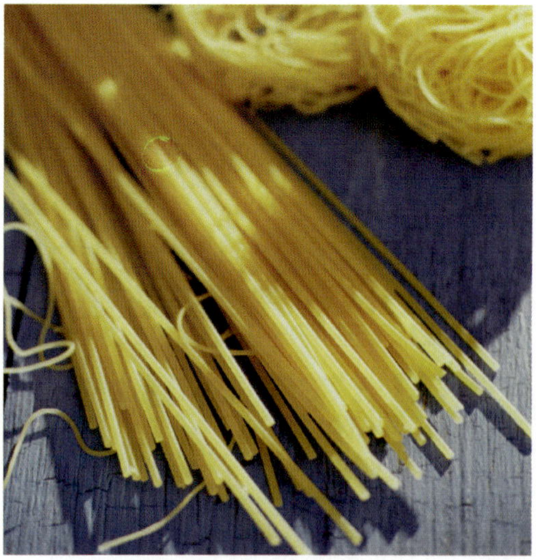

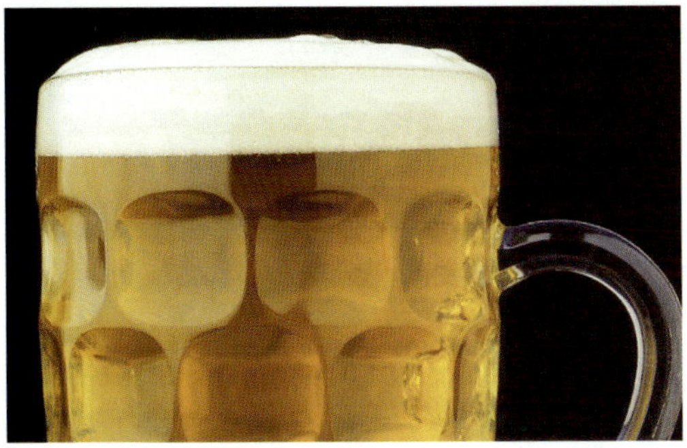

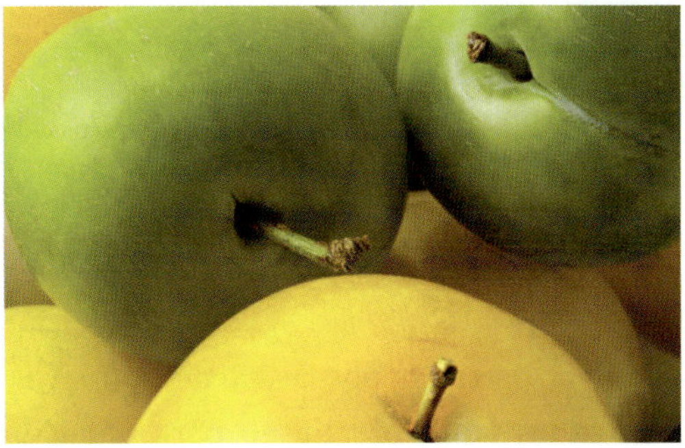

en el caso de que la orina sea ácida se disminuye la eliminación de ácido úrico. Los alimentos que provocan una orina ácida son principalmente: las carnes, los pescados, los huevos y los cereales; es decir, todo tipo de harinas, pastas, pan u otros alimentos elaborados con cereales. Los lácteos, frutas, verduras, legumbres y demás vegetales contribuyen a basificar la orina.

Consumo de alcohol

El consumo de alcohol impide la eliminación de ácido úrico a través de la orina. La formación de sustancias que se producen en la metabolización del alcohol son las responsables de esta inhibición.

Es muy frecuente la mayor incidencia de hiperuricemia en poblaciones donde se bebe alcohol habitualmente.

Consumo excesivo de fructosa

La fructosa, que es el azúcar natural de las frutas y uno de los constituyentes de la sacarosa o azúcar de mesa (la mitad del peso del azúcar es fructosa y la otra mitad glucosa), es un azúcar de absorción rápida que pasa con gran facilidad a la sangre.

Al ingerir grandes cantidades de fructosa, el organismo produce una gran cantidad de un tipo de sustancias que le permite acumular energía como son triglicéridos y moléculas de «adenosín-mono-fosfato», a partir de las cuales se potencia la formación de ácido úrico.

El ayuno

Cuando no se ingieren alimentos el organismo moviliza las grasas y produce cuerpos cetónicos para obtener energía. La presencia de cuerpos cetónicos en la sangre disminuye la eliminación de ácido úrico por la orina.

El ayuno provoca igualmente una movilización de las proteínas corporales y ello genera una degradación mayor de células, principalmente de la masa muscular, con el consecuente aumento de formación endógena de ácido úrico. Esto explica las frecuentes hiperuricemias y ataques de gota que se producen en situaciones de ayuno.

Preguntas clave

1. ¿La obesidad puede incidir en padecer un exceso de ácido úrico?

Entre las personas obesas existe un mayor índice de hiperuricemia. Una vez más, la obesidad es un factor de riesgo para padecer más enfermedades. *La obesidad condiciona el metabolismo y tiene un efecto importante en el funcionamiento renal y, por tanto, en la eliminación del ácido úrico. Un exceso de grasa en la dieta también puede contribuir a una mala eliminación de ácido úrico, aumentando así sus niveles en sangre.*

2. ¿Una dieta de adelgazamiento puede provocar una subida de ácido úrico en sangre?

Parece una paradoja decir que un paciente obeso con hiperuricemia debe adelgazar y que a la vez puedan producirse subidas de ácido úrico en sangre cuando se practican dietas de adelgazamiento. Es un fenómeno que se explica por la mayor movilización de tejidos orgánicos que se produce en el adelgazamiento y por la presencia de cuerpos cetónicos en sangre que disminuye la eliminación de ácido úrico por orina. **Para que esto no ocurra se debe aumentar la ingesta de líquido, intentar basificar la orina bebiendo caldos vegetales, infusiones y aguas carbonatadas para potenciar la eliminación del ácido úrico y evitar dietas excesivamente cetogénicas.**

3. ¿En caso de padecer hiperuricemia, se debe eliminar el consumo de alcohol?

La respuesta es rotundamente afirmativa: la presencia de alcohol en sangre impide la eliminación de ácido úrico por la orina. *La ingestión de alcohol es la condición dietética que más disminuye esta eliminación.*

4. ¿El café y el té pueden provocar subidas de ácido úrico en sangre?

No, el café y el té nunca pueden producir ninguna subida de ácido úrico. *No contienen precursores de ácido úrico, es decir, ninguno de sus componentes se puede transformar en ácido úrico en el organismo, ni tienen ninguna sustancia que frene la eliminación por orina,* *más bien al contrario, poseen efectos diuréticos que potencian y aumentan la eliminación urinaria.*

5. ¿Una dieta a base de frutas es aconsejable para reducir el ácido úrico?

Una dieta en la que solo se consuman frutas supone una gran ingesta de fructosa, y el exceso de fructosa por efecto de una serie de reacciones metabólicas provoca una subida de ácido úrico. *Aún hay que añadir la baja dosis de proteínas que aporta una dieta exclusivamente de frutas, por lo que aumenta la movilización de la masa muscular corporal y a partir de ella un incremento de producción de ácido úrico. Por ello están absolutamente contraindicadas este tipo de dietas en casos de exceso de ácido úrico en sangre. Desde el punto de vista nutricional, una dieta de frutas es casi un ayuno.*

6. ¿La miel sería recomendable como edulcorante para personas que paceden hiperuricemia?

La miel es un alimento con un gran poder edulcorante que supone una moderación en la cantidad que se utiliza para endulzar la leche, té, o infusiones y ello se traduce en una menor ingesta de fructosa que si se endulza con sacarosa, que está formada por glucosa y fructosa. **Pero el consejo sería consumir miel con mucha moderación.**

7. ¿Los cacahuetes contienen purinas?

Los cacahuetes, aunque se clasifican como frutos secos, son legumbres y contienen cantidades medias de purinas. *Por su naturaleza botánica, no tienen la propiedad de los frutos secos de ser alimentos sin purinas y no se deben consumir como si fueran equivalentes a nueces o almendras, por tanto no son aconsejables en hiperuricemias.*

Las personas que padecen exceso de ácido úrico han de conocer los alimentos pobres o sin purinas y confeccionar sus menús con estos alimentos, así como evitar al máximo los que aportan altas dosis de purinas.

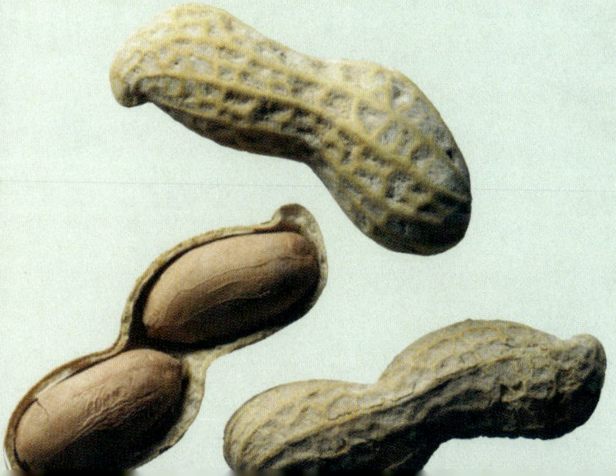

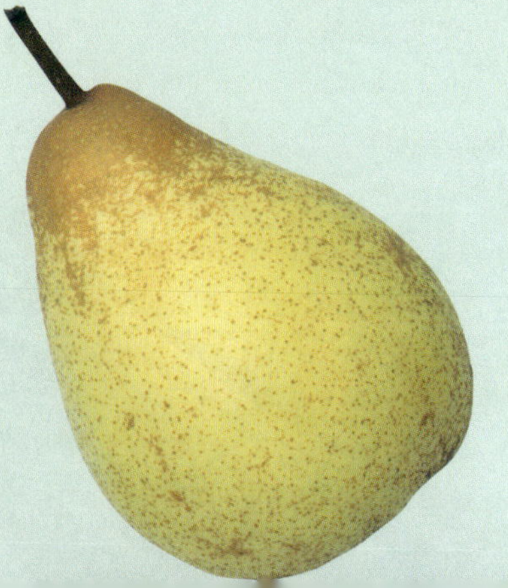

8. ¿Cuáles son las carnes y pescados más recomendados en una dieta para rebajar el nivel de ácido úrico?

Se deben escoger los alimentos con menor cantidad de purinas. Entre las carnes, la de menor contenido en purinas es la **carne de conejo**, *que está considerada una carne blanca por ser además muy pobre en grasas y en colesterol.*
Los **pescados blancos** *tienen un menor contenido de purinas que los azules, por ello en caso de hiperuricemia, y especialmente si se está en una fase aguda, se elaborará la dieta con pescados blancos.*
Hay que recordar que **los huevos no aportan purinas.**

9. ¿Cuál es la mejor forma de cocinar carnes o pescados?

Las purinas son sustancias muy solubles en agua.
Al hervir las carnes o los pescados, las purinas que contienen pasan en gran parte al agua de cocción. *Por ello los caldos quedan concentrados en purinas y no es recomendable consumirlos en casos de hiperuricemia; sin embargo las carnes y los pescados ven disminuido notablemente su contenido en estas sustancias formadoras de ácido úrico.*
Cocinando estos productos a la plancha, al horno o incluso al vapor conservan todas las purinas.

10. ¿Una adecuada dieta puede asegurar el control de la hiperuricemia?

El exceso de ácido úrico en sangre es debido a varios factores, algunos genéticos y metabólicos. **La dieta contribuye a controlar los niveles de este ácido y sobre todo puede evitar convertirse en un factor que aumente estos niveles,** *pero no puede influir directamente sobre factores internos del organismo como la producción endógena de ácido úrico.*

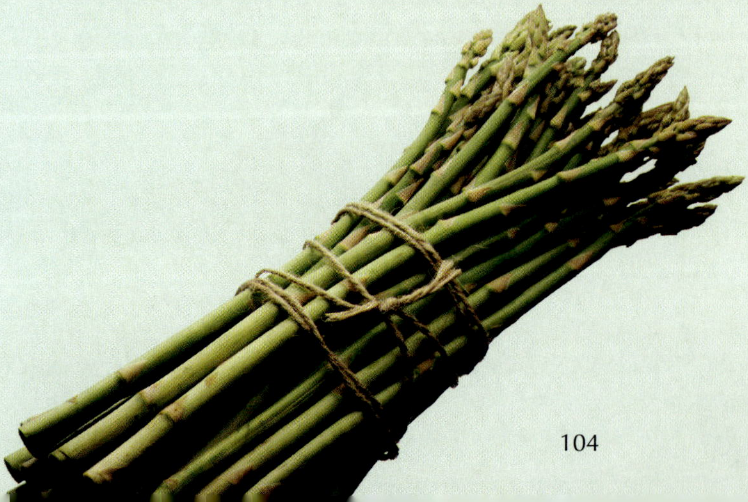

11.- ¿Cuál es la norma dietética más importante para controlar el exceso de ácido úrico?

Sin duda lo fundamental es contribuir con la dieta a eliminar el exceso de ácido úrico a través de la orina. *Para ello es recomendable aumentar la ingesta de líquido hasta dos litros diarios.*

Resulta muy eficaz beber a diario infusiones de romero, caldos vegetales y aguas carbonatadas, pues todas estas bebidas tienen un efecto basificante de la orina y potencian la eliminación del ácido úrico.

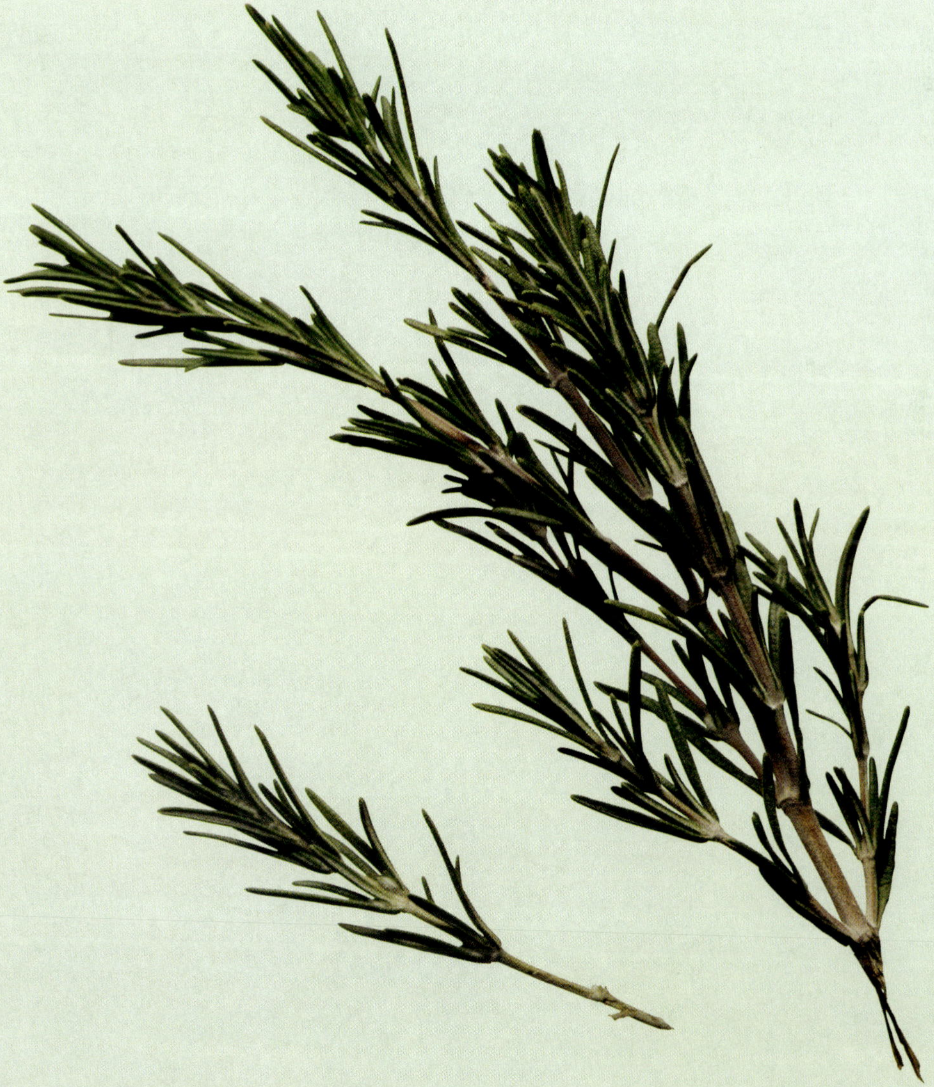

Piedras de riñón

Pautas para evitar la formación de piedras de riñón

Insuficiencia renal

Preguntas clave

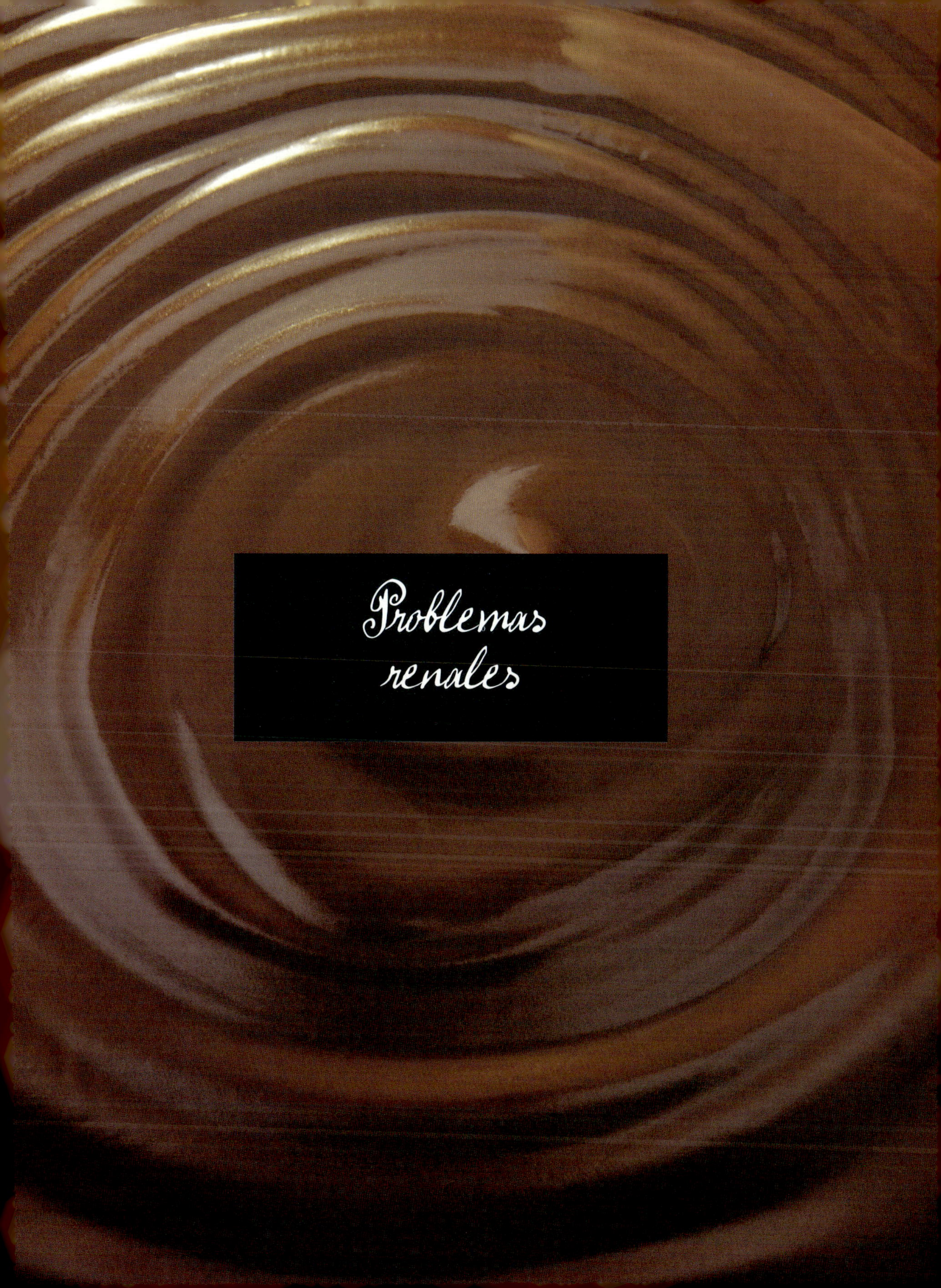

Problemas renales

Problemas renales

Si el hígado es el gran órgano de elaboración de sustancias, los riñones son los encargados de la eliminación de muchos productos que, en exceso en sangre, pueden ser perjudiciales para la salud. Constituyen por tanto el gran órgano de limpieza y regulación del organismo.

El tipo de dieta actual en países económicamente desarrollados, junto con la larga expectativa de vida, trae consigo un aumento de problemas renales en la población que condiciona seriamente la calidad de vida, en especial de muchas personas mayores.

Hay situaciones como desequilibrios nutricionales, ejercicios físicos, deshidrataciones provocadas por varias causas y temperaturas extremas, que pueden provocar alteraciones en la función renal.

Cuando existe malnutrición calórico-proteica, como la que se puede dar en algunas personas mayores en nuestra sociedad, la función renal se ve alterada y reducida.

Mantener en perfecto estado los riñones a lo largo de toda la vida es imprescindible para conseguir un óptimo estado de salud y las normas dietéticas que ayudan a mantener una buena función renal se deberían conocer y practicar siempre.

Piedras de riñón

Los riñones filtran la sangre para poder llevar a cabo la eliminación de sustancias. Cuando determinados solutos presentes en altas cantidades en sangre se concentran en la orina pueden precipitar formando cristalizaciones que dan lugar a las piedras, también denominadas cálculos de riñón o litiasis renal.

Esta enfermedad conocida desde la antigüedad, no se empezó a estudiar científicamente hasta el siglo XIX, a partir del momento que se pudo analizar la composición química de estos cálculos.

Aunque determinadas alteraciones hormonales y del metabolismo pueden ocasionar la formación de estos cálculos renales, la concentración de sus componentes en la sangre tiene una gran importancia en su incidencia.

La mayoría de los cálculos renales están formados por oxalato cálcico, y otro tanto por ciento importante de piedras de riñón están constituidas por uratos, a partir de niveles elevados de ácido úrico en sangre.

Conocer y practicar las normas dietéticas que contribuyen a evitar la formación de estos cálculos renales beneficiará la salud y el bienestar de las personas que los padecen.

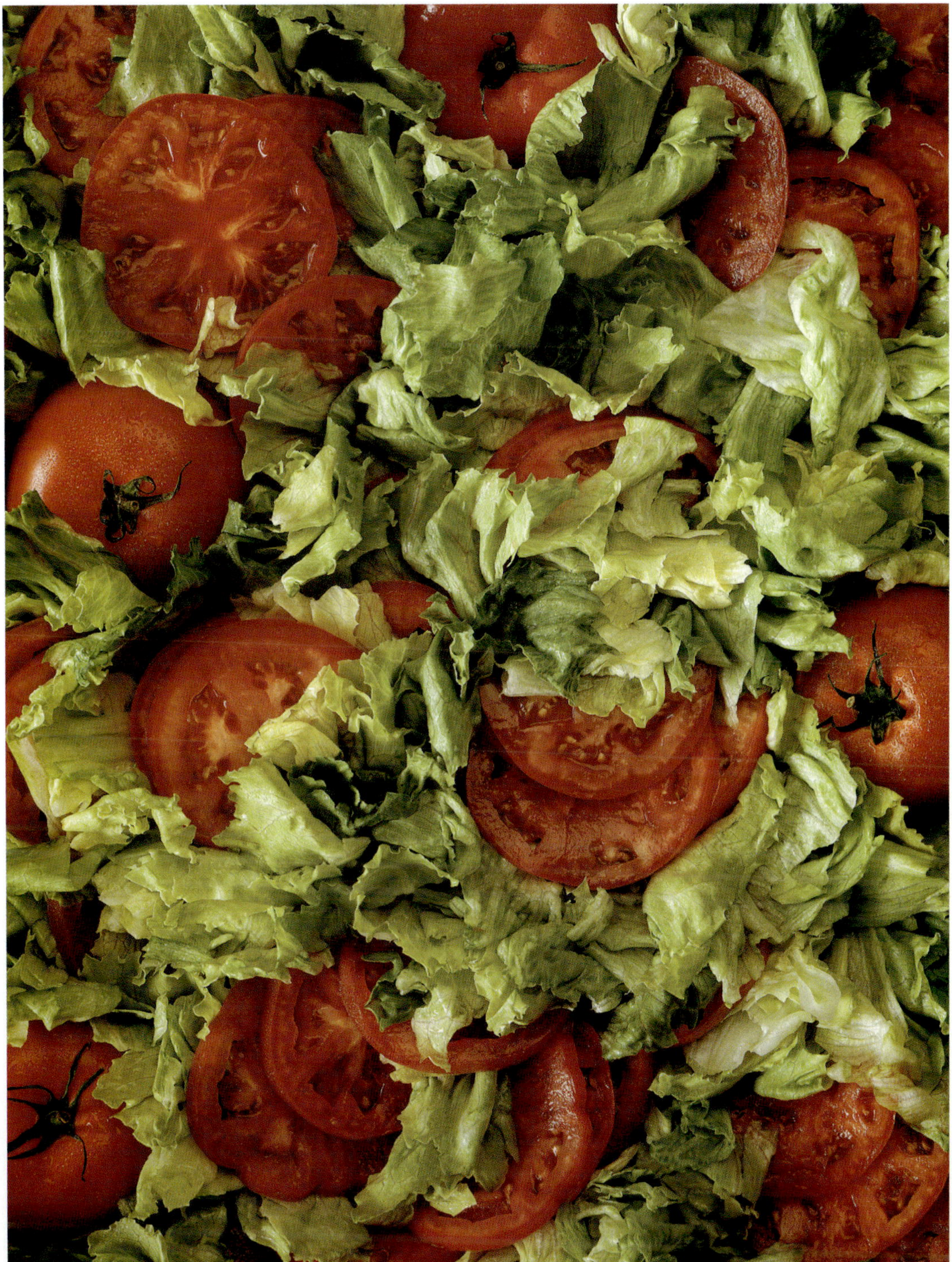

Pautas para evitar la formación de piedras de riñón

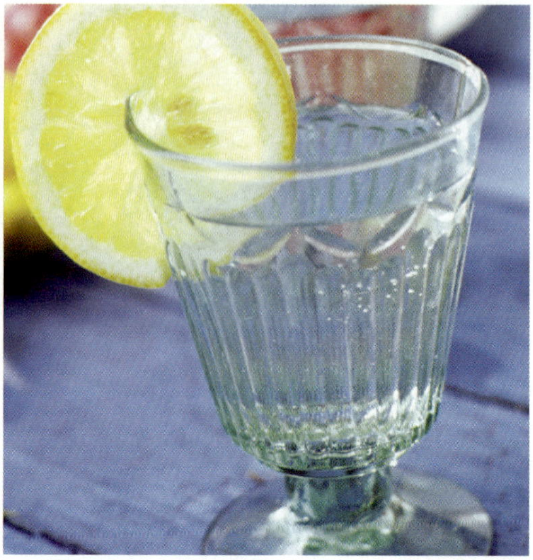

La mayoría de las litiasis renales son sales de calcio, por lo que durante muchos años se ha recomendado una alimentación baja en calcio. Sin embargo dicha pauta dietética no disminuye significativamente los niveles de calcio en sangre, puesto que estos niveles se mantienen constantes aunque no se ingiera calcio al extraerse este mineral de los huesos. Por ello la concentración de calcio en sangre no es una medida del estado de calcificación de los huesos.

Gracias a este mecanismo de poder extraer calcio de los huesos se consigue a lo largo de toda la vida mantener siempre los niveles de calcio en sangre, y asegurar así el suministro necesario de este mineral a partes tan vitales del organismo como el corazón para hacer posible su funcionamiento.

Otra consideración que ha de tenerse en cuenta es que a través de una ingesta alta de calcio nunca se provoca un exceso de calcio en sangre porque la absorción de este mineral a través del organismo está regulada en función de la concentración en el suero sanguíneo. Es importante recordar que una dieta pobre en calcio siempre tiene el efecto negativo de provocar una descalcificación ósea.

En un importante estudio clínico llevado a cabo hace diez años se demostró que en personas con tendencia a la formación de cálculos renales, una dieta pobre en calcio aumentaba la incidencia de este problema de salud y, al contrario, una dieta con un contenido de unos 1.000 miligramos de calcio al día disminuía el riesgo de formar nuevos cálculos.

Por ello se debe prestar atención a los otros constituyentes de las piedras de riñón, es decir, a los oxalatos y uratos junto con la conveniencia de practicar otras normas dietéticas que impidan su formación.

■ Beber mucha agua

Es imprescindible beber un mínimo de litro y medio de líquido para asegurar una buena hidratación de todo el organismo y la producción de un buen volumen de orina. Si se ingiere menos líquido disminuye el volumen de orina y esta se concentra en sustancias que pueden precipitar con mayor facilidad.

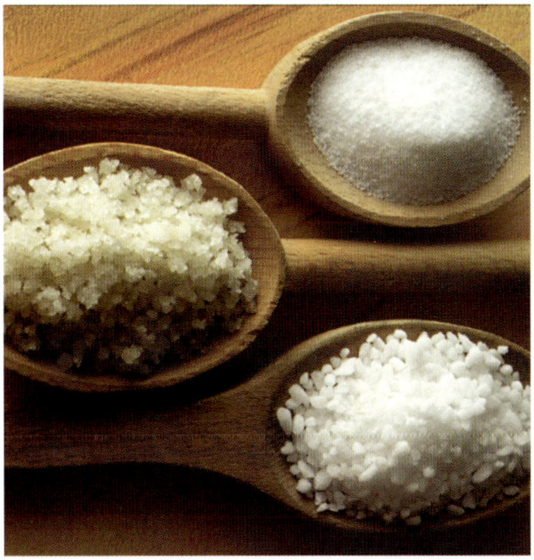

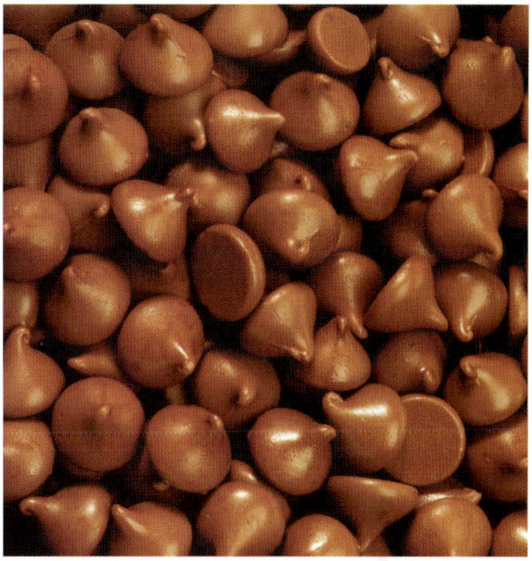

Esta cantidad de litro y medio de líquido al día se debe aumentar en determinadas condiciones climatológicas o de trabajo, y especialmente si existe la tendencia a padecer cálculos renales. En términos generales es aconsejable hasta 3 litros al día, cantidades superiores solo se deberían consumir bajo prescripción y control médico, puesto que un exceso de líquido puede tener efectos negativos para la salud y también para los riñones.

■ Evitar el exceso de sal

El exceso de sal frena la eliminación de orina, por lo que el volumen total que se elimina en veinticuatro horas se puede ver muy disminuido y con ello favorecer la formación de cálculos renales.

Una dieta baja en sodio ayuda efectivamente al control de la hipertensión en caso de enfermedad renal.

■ Evitar los alimentos y causas dietéticas que pueden aumentar la concentración de los componentes de las litiasis en sangre

Puesto que la litiasis renal más frecuente es la formada por «oxalatos», es necesario en aquellas personas que la padezcan restringir los alimentos que los contengan en gran cantidad.

Alimentos ricos en oxalatos:

Los oxalatos se encuentran en la mayoría de las verduras de hoja verde, pero los alimentos más ricos en oxalatos son el cacao y todos sus derivados (es decir, todo tipo de chocolates, cuya proporción de oxaltos es mayor cuanta mayor concentración de cacao contengan), el ruibarbo, las espinacas, la remolacha, las acelgas y el té.

OTROS ALIMENTOS QUE APORTAN CANTIDADES IMPORTANTES DE OXALATOS A LA DIETA SON: PATATAS, NARANJAS, TOMATES, FRESAS, FRAMBUESAS Y CIRUELAS, ASÍ COMO EL GERMEN DE CEREALES Y LOS FRUTOS SECOS.

Todos los oxalatos de la dieta no se absorben en el intestino y, por tanto, no pasan a sangre. En efecto, existen causas dietéticas que disminuyen su absorción como son: una buena dosis de fibra y la presencia de calcio en la misma comida; por ello se recomienda en caso de ingerir alimentos ricos en oxalatos, acompañarlos de otros ricos en calcio.

La presencia principal de oxalatos en sangre se debe a la producción que el mismo organismo hace de esta sustancia y se ha demostrado que la causa fundamental de una formación excesiva de oxalato orgánico es debida a deficiencias de vitamina B_6 o piridoxina y a deficiencias de magnesio (véase el libro *Comida amiga*).

La deficiencia de piridoxina se puede ocasionar por diversas causas, como, por ejemplo, la toma de anticonceptivos orales, o por supuesto por seguir una dieta baja en esta vitamina. En caso de padecer la formación de piedras de oxalato se recomienda aumentar la ingesta de alimentos ricos en vitamina B_6 como son

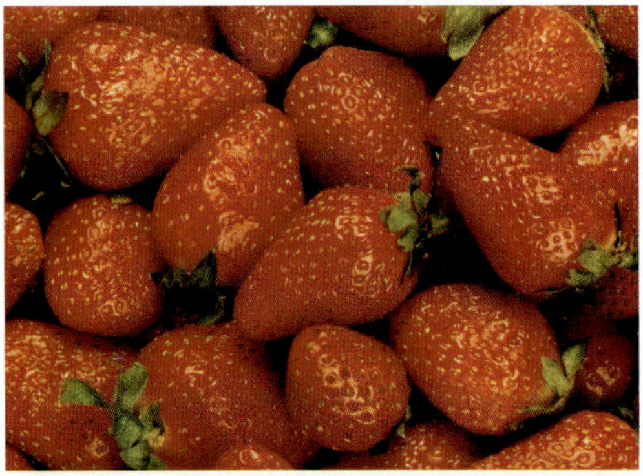

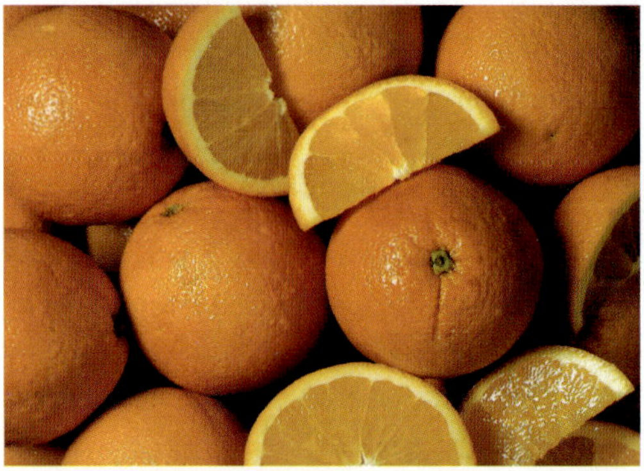

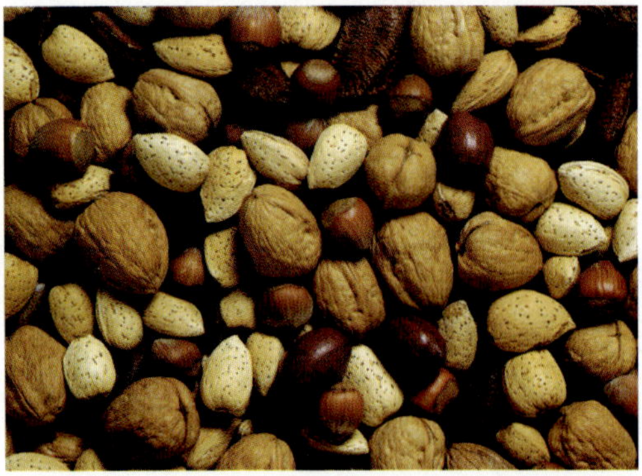

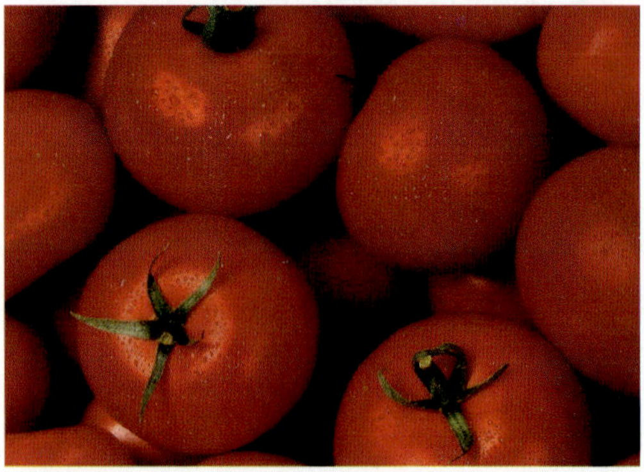

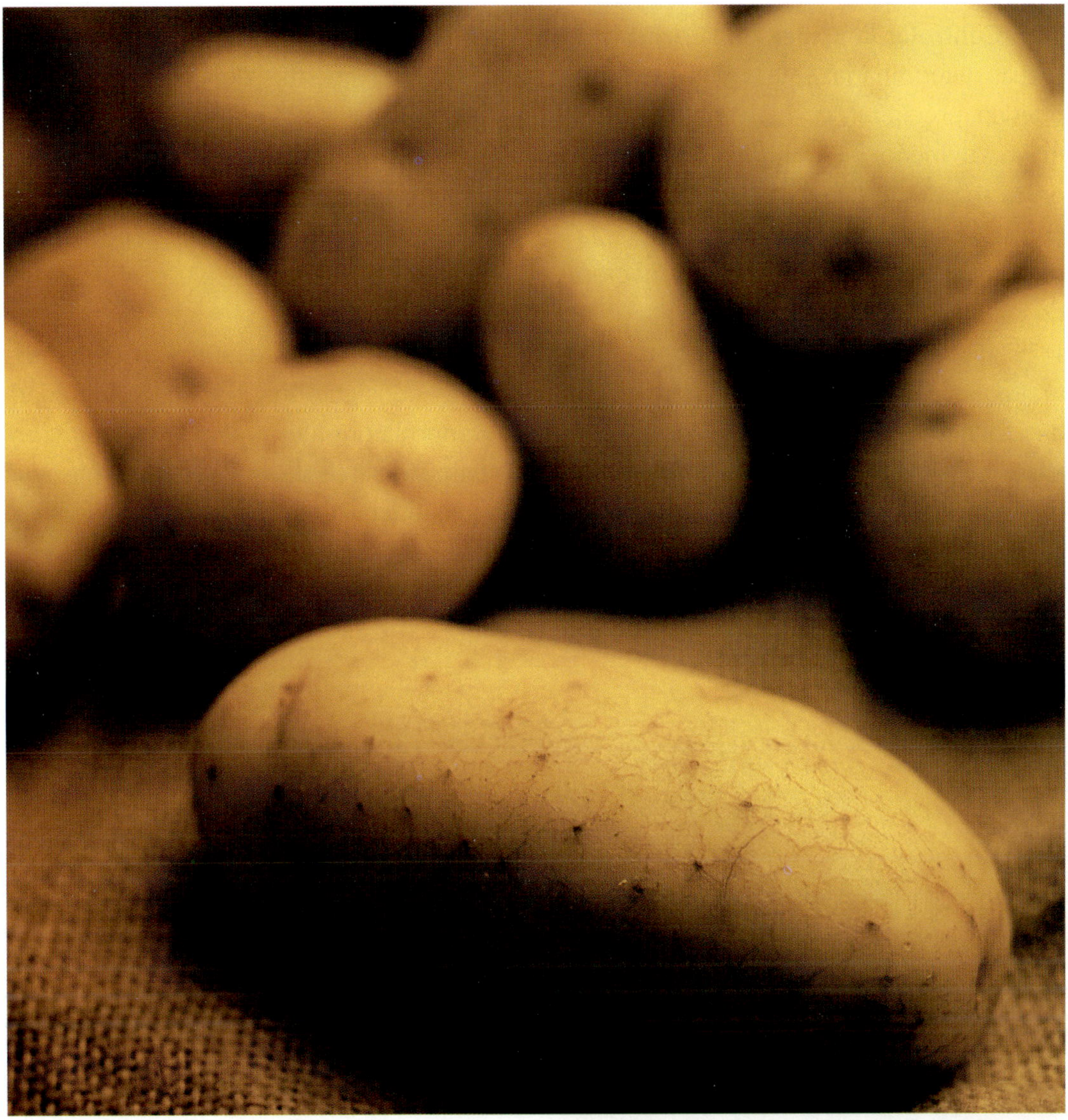

limones, coles y coliflores, zanahorias, pescados y mariscos, calabazas y calabacines, aguacates, aves, carne de cerdo, jamón y legumbres.

La ingesta excesiva de vitamina C, del orden de 4 gramos al día, también produce un aumento de oxalatos en sangre.

EN EL CASO DE QUE LOS CÁLCULOS RENALES ESTÉN FORMADOS POR URATOS, SE DEBEN SEGUIR TODAS LAS NORMAS INDICADAS EN EL CAPÍTULO ANTERIOR PARA EVITAR EL EXCESO DE ÁCIDO ÚRICO, INCLUYENDO LA DE EVITAR LA INGESTA DE ALIMENTOS RICOS EN PURINAS.

Controlar la acidez de la orina

Las determinadas sales que se forman pueden precipitar en la orina y tienen mayor o menor solubilidad según esta orina sea ácida o básica, por ello si se consigue un pH urinario que aumente la solubilidad, la posibilidad de formación de cálculos renales disminuye.

Si las piedras que se forman son de uratos se deberá conseguir una orina básica, como se ha recomendado en los casos de exceso de ácido úrico en sangre, para posibilitar una mayor eliminación de estas sales. Para ello es recomendable, además de evitar el exceso de alimentos acidificantes, beber caldos vegetales, infusiones (especialmente infusión de romero) y aguas carbonatadas (medio litro diario de este tipo de aguas con gas constituye una dosis muy aconsejable).

Si los cálculos renales son de oxalatos se consigue una máxima solubilidad cuando la orina es neutra. Por esta razón el tipo de bebida más aconsejable son aguas poco mineralizadas.

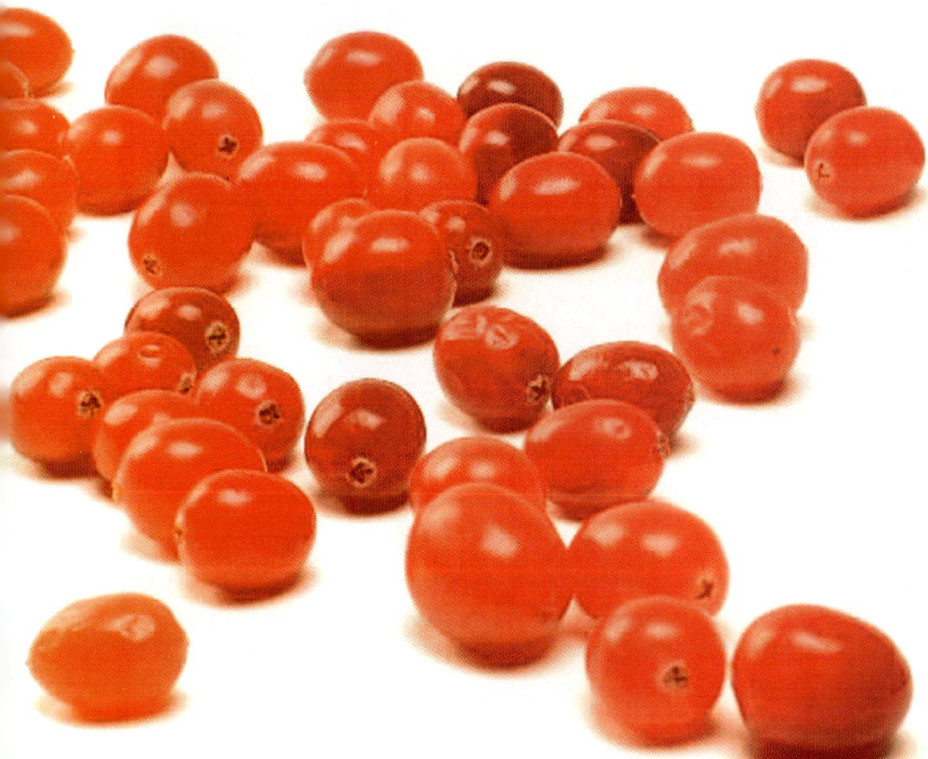

Insuficiencia renal

La insuficiencia renal, o lo que es lo mismo la poca eliminación de orina (que en casos extremos puede llegar a ser nula), puede tener muchas causas, pero la insuficiencia renal más frecuente aparece con la edad debido a que las células renales van perdiendo su capacidad de funcionamiento. Por este motivo es tan importante no provocar a lo largo de la vida situaciones de estrés orgánico a los riñones para que puedan funcionar toda la vida a pleno rendimiento.

La dieta en enfermos de insuficiencia renal es una de las más difíciles de controlar y practicar, y parece una contradicción de muchas buenas normas de dietética, ya que se debe restringir el consumo de muchos alimentos de origen vegetal, como frutas y verduras, porque aportan grandes cantidades de potasio, que al no poderse eliminar de una manera normal por la orina se acumula en sangre pudiendo causar serios problemas de salud.

Es necesario evitar al máximo esta enfermedad: una adecuada alimentación que empiece por una correcta ingesta de agua a diario durante toda la vida, que sea moderada en todos los aspectos y muy particularmente que no comporte un abuso de proteínas y de sodio, y que evite el exceso de colesterol, puede ser una excelente pauta de prevención para preservar el buen funcionamiento renal.

Seguir una dieta justa en proteínas y baja en sodio supone una norma de descanso renal cuyos beneficios se comprueban en una mejoría de los parámetros sanguíneos que se ven alterados cuando la función renal se altera.

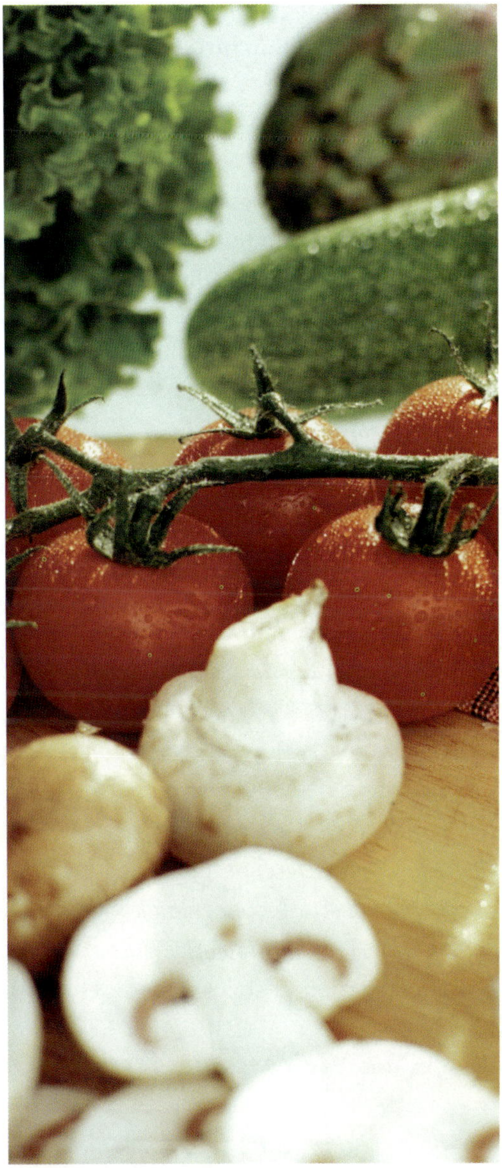

Preguntas clave

1. ¿Se debe beber agua aunque no se tenga sed?

En muchas personas y ocasiones la sed no asegura y no exige la ingesta de líquido necesaria. Este problema se presenta especialmente en las personas mayores. **Por ello hay que beber diariamente un litro y medio de líquido, aunque no se sienta sed, para mantener una correcta hidratación y asegurar el buen funcionamiento y la salud de los riñones.**

2. ¿El exceso de sal en la dieta perjudica los riñones?

El exceso de sal condiciona una menor producción de orina, y los elementos o sustancias que a través de ella se eliminan del organismo se concentran en ese menor volumen de orina o no se eliminan correctamente. *Para una buena salud de los riñones la orina debe ser abundante, clara y muy diluida.*

3. ¿El consumo de alcohol es beneficioso para los riñones?

El consumo de alcohol no supone ningún beneficio para los riñones. *Cuando estos órganos sufren cualquier problema o enfermedad, está absolutamente contraindicado el consumo de alcohol.*

4. Como resultado de una sola comida, ¿se pueden producir cristales en orina?

En una comida se pueden concentrar una serie de alimentos que aporten una gran cantidad de una sustancia determinada: purinas, oxalatos... Si además se dan otros condicionantes como beber poca cantidad de agua, o que el contenido total de líquido de la comida sea bajo, tomar bebidas alcohólicas o provocar con los productos del menú un determinado pH de la orina, se puede producir una concentración en sangre de los elementos de manera que al ser filtrada la sangre en los riñones precipite sustancias formando cristales. **Por ello en un análisis de orina se pueden encontrar cristales que son el resultado de la última ingesta de comida.**

5. ¿Qué efecto tiene beber aguas carbonatadas?

Las aguas carbonatadas, o aguas minerales con gas natural, contienen un conjunto de sales, entre ellas carbonatos (principalmente carbonato sódico, por lo que son aguas altas en sodio), que tienen una capacidad basificante. **Por ello consumir aguas carbonatadas es un método para basificar la orina y son muy recomendables en los casos de formación de piedras de uratos.** *Existen en el mercado aguas con gas añadido. Estas bebidas no tienen las mismas propiedades que las aguas de manantial, puesto que el gas que se le incorpora es dióxido de carbono (CO_2).*

6. ¿El consumo abusivo de proteínas puede ser perjudicial para los riñones?

Las dietas con un alto contenido de proteínas es una de las principales causas de daño y estrés renal. Son muchas las personas, incluyendo un gran número de deportistas, que han sufrido problemas renales por un consumo abusivo de proteínas, que muchas veces se acompaña con mayores concentraciones de grasa y colesterol e incide en problemas de arterioesclerosis en los vasos sanguíneos de los riñones.
Cuando se detecta una insuficiencia renal, una dieta muy justa en proteínas tiene efectos muy positivos en el control de la enfermedad y en evitar su rápida progresión.

7. ¿Se debe eliminar el consumo de lácteos para evitar la formación de piedras de riñón?

En absoluto, los lácteos son excelentes aportes de calcio *y estudios concluyentes a nivel mundial han demostrado que una dieta baja en calcio provoca una mayor formación de piedras de riñón, con el efecto añadido de provocar osteoporosis.*

8. ¿Existe alguna práctica dietética preventiva de las infecciones urinarias?

El consumo constante y abundante de algunas infusiones, como la elaborada con tomillo, es una pauta excelente de protección de las infecciones urinarias. *La plantas llamadas «medicinales», como todos los vegetales, contienen sustancias con propiedades sobre el organismo que pueden tener incluso carácter antiinfeccioso.*
Otro vegetal con demostradas propiedades para prevenir e incluso controlar las infecciones de orina es una bonita fruta de arbusto: los arándanos. Esta fruta pequeña y de color rojo intenso contiene unas sustancias (antocianos) de carácter antioxidante y capacidad de inhibir la actividad de bacterias.
El consumo continuado de esta fruta –fresca, en zumo, en mermelada o en extractos– es aconsejable para las personas con tendencia a infecciones repetitivas. Este problema afecta de forma periódica a muchas personas con problemas de parálisis o a mayores. La ayuda de productos tan saludables como el tomillo y los arándanos puede ser altamente beneficiosa.

Descalcificación y pérdida de masa ósea

Artrosis

Artritis

Preguntas clave

Problemas en los huesos

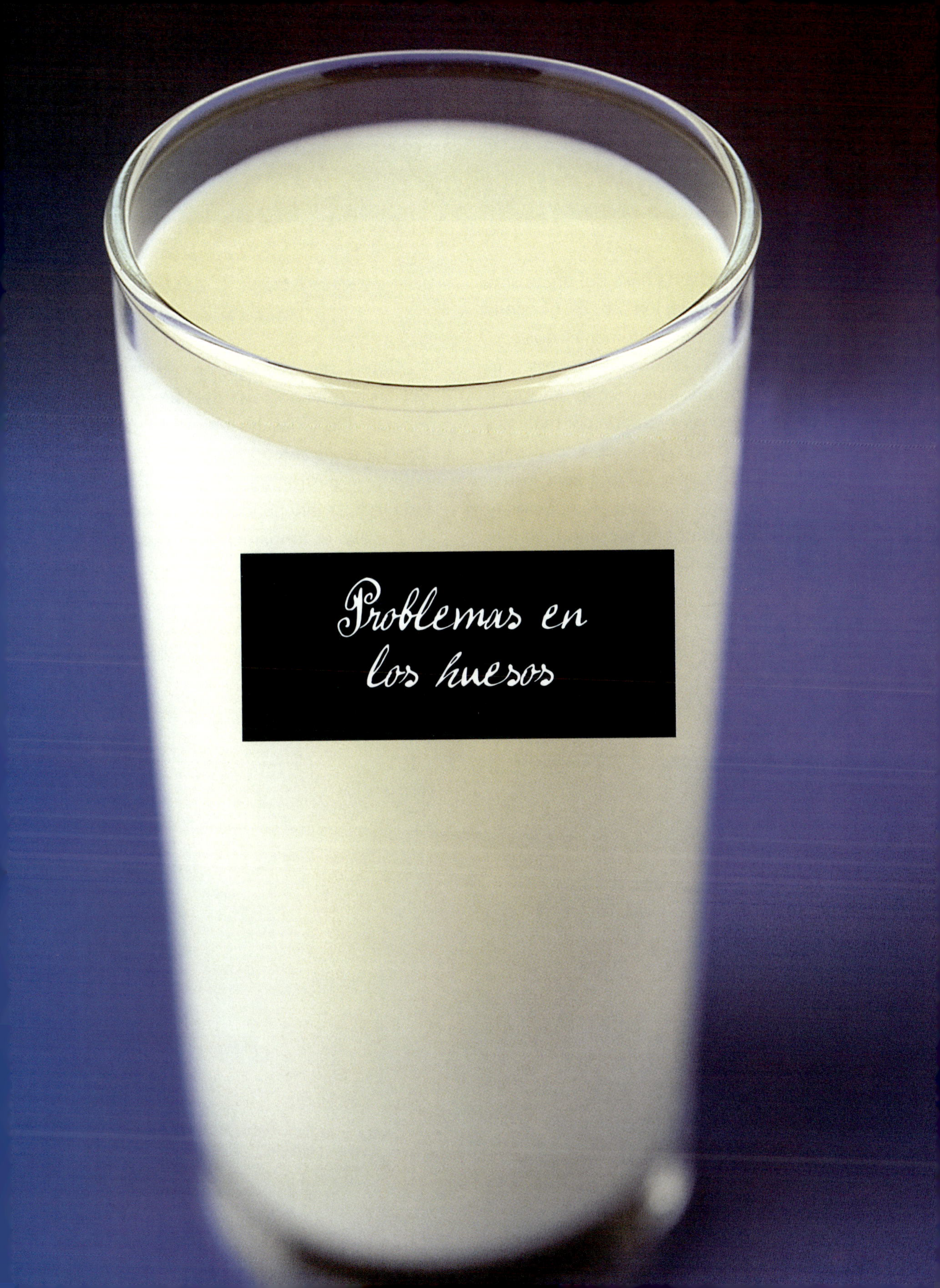

Problemas en los huesos

El esqueleto es la base del organismo y cualquier alteración en él ocasiona incapacidad y, frecuentemente, dolor.

El complejo conjunto de huesos, cartílagos y tendones que permite los movimientos puede verse dañado por múltiples factores, pero uno de los desencadenantes más importantes es una dieta insuficiente que provoca descalcificación y pérdida de masa ósea, o contribuye a la degradación de las articulaciones.

Descalcificación y pérdida de masa ósea

Como se comentó en el capítulo «Evitar la osteoporosis» del libro *Comida amiga*: «De todas las enfermedades de los huesos, la osteoporosis es la más frecuente y destructiva de la calidad de vida y de la independencia personal».

Por ello es fundamental evitarla practicando, a lo largo de toda la vida, las

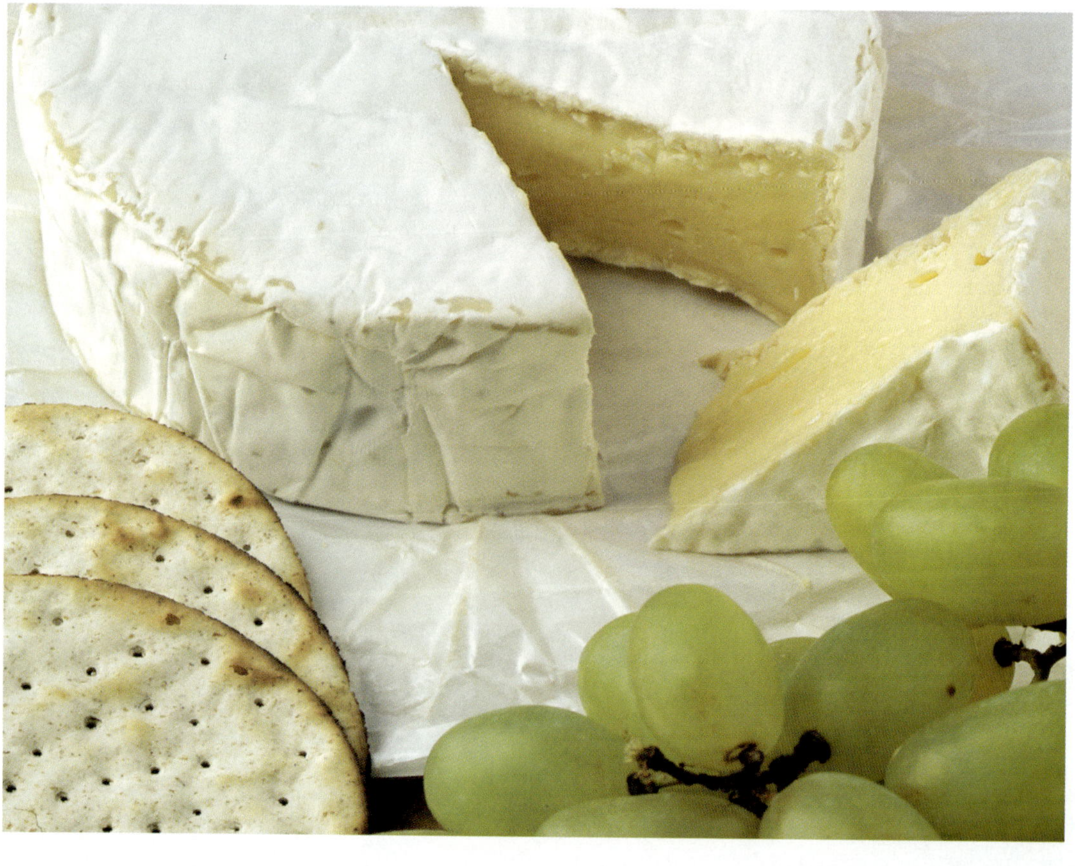

normas que permiten conservar una densidad ósea correcta. Entre ellas están las básicas medidas dietéticas de consumir la dosis adecuada de: calcio, magnesio, proteínas y vitamina D, como se explica ampliamente en el citado capítulo, en el que se incluye un ejemplo de dieta para evitar y corregir la osteoporosis.

En todos los problemas óseos es importante evitar el exceso de ácido úrico (capítulo 7), que puede tener un efecto de deterioro en las articulaciones.

Artrosis

Entre los problemas reumáticos, la artrosis es la manifestación más frecuente que se da en nuestra sociedad. Esta enfermedad degenerativa de las articulaciones producida por la destrucción del cartílago conlleva dolor y limitación de movimiento.

El mantenimiento y la regeneración de los cartílagos requieren de una serie de sustancias para que las reacciones metabólicas que actúan en la formación de este tejido se realicen con toda normalidad. Como en toda regeneración de tejidos es imprescindible una buena nutrición que aporte las sustancias que el organismo necesita, ya que situaciones carenciales pueden provocar un deterioro de los cartílagos. Por ello es necesario conocer las buenas normas dietéticas que aseguran un óptimo estado nutritivo.

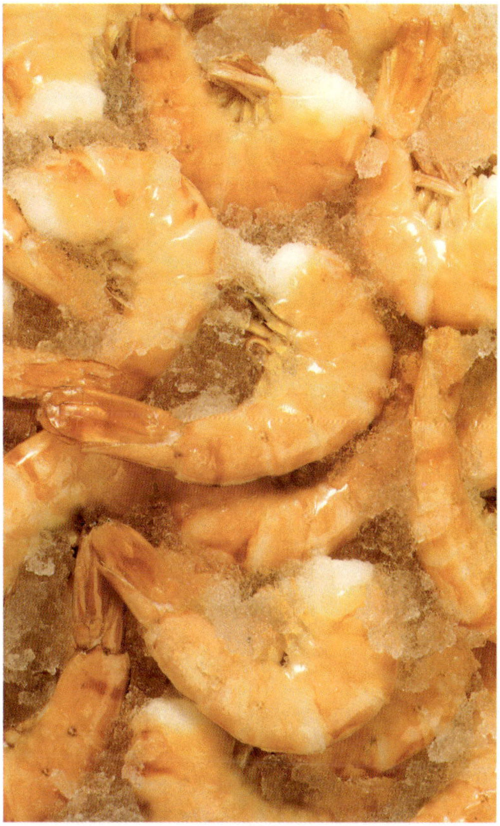

Las proteínas son imprescindibles

Para la regeneración del cartílago son imprescindibles las proteínas. Algunos derivados de las proteínas están disminuidos en la artrosis, por lo que un correcto aporte puede colaborar a retardar y reconstituir la degradación del cartílago. Un ejemplo de estas sustancias es la glucosamina, un producto formado por un grupo amino y glucosa, que el organismo es capaz de fabricar y que en la naturaleza se encuentra en grandes proporciones en el caparazón de los crustáceos y en los cartílagos de todos los animales (de los marinos en particular).

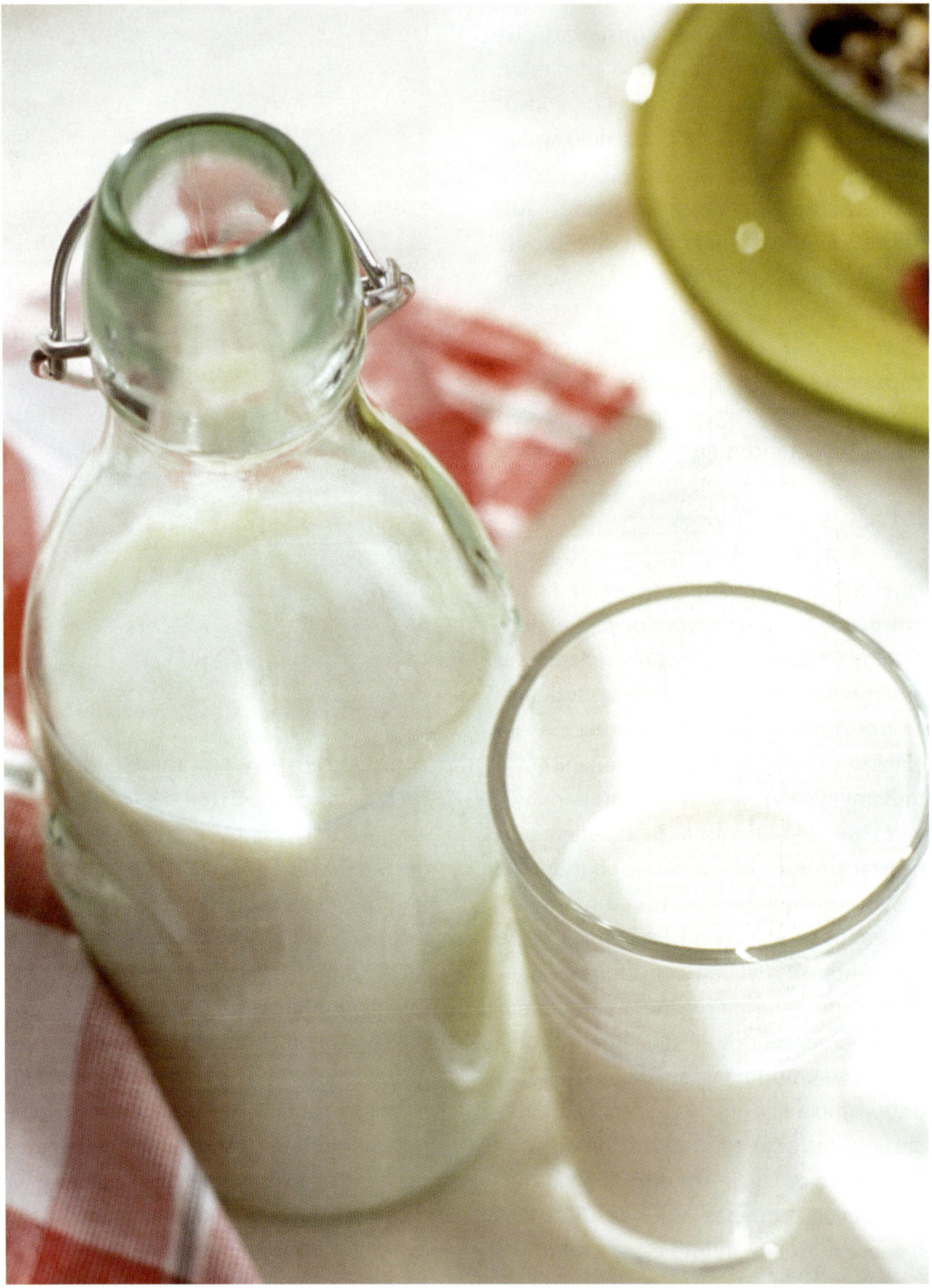

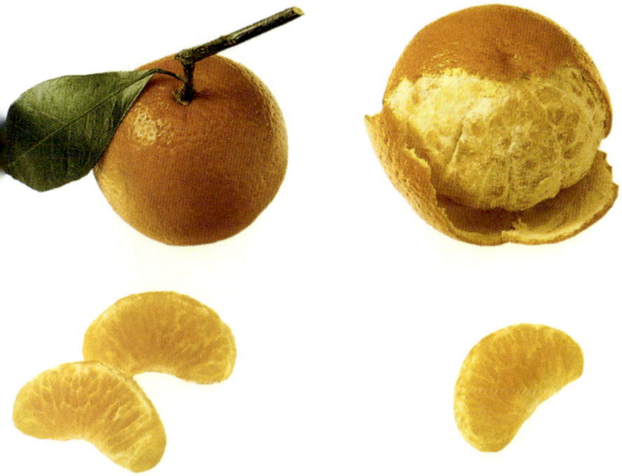

■ **VITAMINA C**

La vitamina C tiene una doble función en la buena salud de las articulaciones, puesto que participa metabólicamente en la formación del cartílago y también es un potente antioxidante que protege a estos tejidos de los radicales libres que actúan deteriorándolos.

Aumentar la dosis de vitamina C a un mínimo de 100 miligramos al día, consumiendo frutas y ensaladas frescas es una medida de protección en la artrosis.

■ **MINERALES NECESARIOS**

Aunque el principal mineral del hueso es el calcio y su deficiencia causa graves deterioros en todo el esqueleto, otros minerales son imprescindibles para la salud ósea en general y la de las articulaciones en particular.

El magnesio es el segundo mineral del hueso, por ello un buen aporte de calcio y magnesio durante toda la vida es la mejor pauta de prevención para asegurar la integridad de todos los tejidos del esqueleto. La carencia de magnesio repercute negativamente en la regeneración de las articulaciones, por ello en los casos de artrosis y dolores articulares es imprescindible aumentar la ingesta de este mineral (ver libro *Comida amiga*).

El manganeso es otro mineral con un fundamental papel en la fabricación de los compuestos que forman el cartílago. Su deficiencia provoca alteraciones considerables en la elaboración de sustancias tan importantes como el ácido hialurónico, sulfato de condroitina..., base del desarrollo y crecimiento del tejido conectivo en el cartílago. El manganeso ejerce también una acción antioxidante protectora.

LOS ALIMENTOS RICOS EN MANGANESO SON LAS NUECES Y TODOS LOS FRUTOS SECOS, EL GERMEN DE TRIGO Y LOS CEREALES INTEGRALES, LAS VERDURAS Y LAS LEGUMBRES. LOS LÁCTEOS, CARNES Y PESCADOS CONTIENEN MUY POCA CANTIDAD DE MANGANESO.

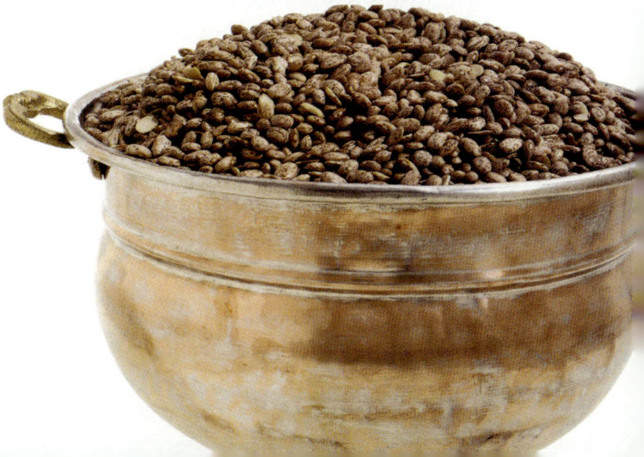

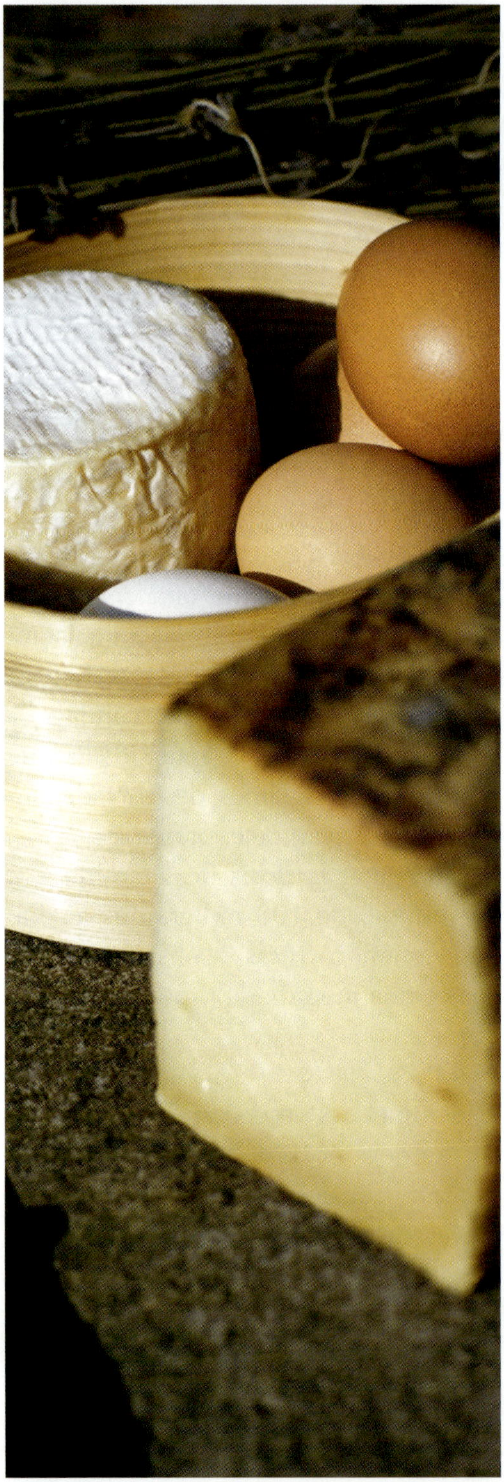

■ EVITAR EL SOBREPESO

Evitar la sobrecarga que supone para las articulaciones el aumento de peso corporal es una beneficiosa medida preventiva para las enfermedades óseas. La pérdida de peso en personas obesas que sufren artrosis repercute en una mejoría en los síntomas.

Artritis

La artritis es una enfermedad reumática que cursa con inflamación en las articulaciones y, como todo proceso inflamatorio, es importante el control de algunos parámetros nutricionales.

■ GRASAS DE LA DIETA Y SU EFECTO EN LA INFLAMACIÓN

Controlar las grasas de la dieta es fundamental en toda enfermedad inflamatoria.

Si la dieta proporciona mucho ácido graso araquidónico potencia la formación de sustancias de importantes efectos inflamatorios.

Por el contrario, el aporte de ácido gammalinolénico presente en el aceite de prímula u onagra y en el aceite de borraja, y los ácidos grasos omega-3 que se encuentran en gran cantidad en los pescados, proporcionan al organismo la materia prima para fabricar sustancias antiinflamatorias.

La recomendación dietética en toda enfermedad que comporte un proceso

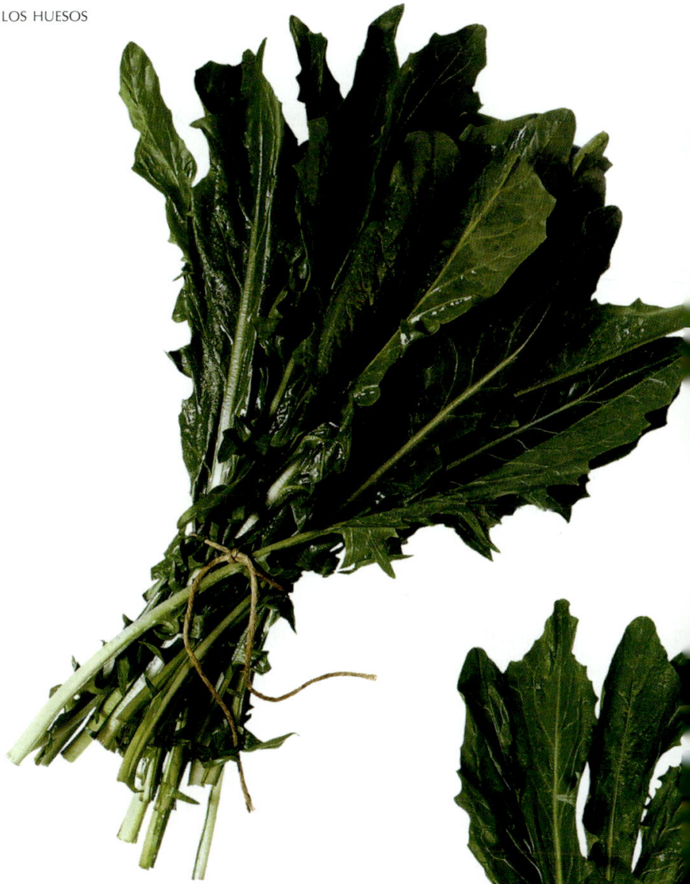

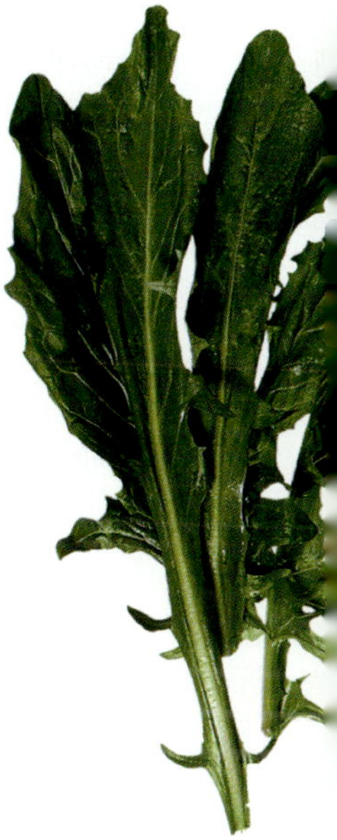

inflamatorio será siempre la de utilizar aceite de oliva como única grasa para cocinar y aliñar y potenciar el consumo de pescado disminuyendo al máximo el de carnes y ayudar al aumento de los ácidos grasos con capacidad antiinflamatoria con alimentos o suplementos dietéticos que los contengan.

■ AUMENTAR LA DOSIS DE PROTEÍNAS

La necesidad de proteínas es muy elevada en las personas que padecen artritis reumatoide; así pues se debería aportar el doble de proteínas que en una dieta normal, ya que es muy fácil caer en malnutrición y pérdida de peso.

Es muy aconsejable el uso de proteínas provenientes de pescado, huevo y soja. Los concentrados de proteínas de soja son un suplemento alimenticio que ayuda al aumento de la ingesta de proteínas al poderse añadir fácilmente a líquidos, purés o yogur.

■ NO ABUSAR DE LOS HIDRATOS DE CARBONO

Se ha observado una mala tolerancia a los hidratos de carbono en personas con artritis; por ello es aconsejable repartir la comida en varias tomas al día y confeccionar los menús sin combinar más de dos alimentos que aporten estos nutrientes.

■ AUMENTAR LAS VITAMINAS

Principalmente las vitaminas del grupo B (en especial el ácido fólico) y la vitamina D se deben aumentar en los casos de artritis porque se ha observado estados de deficiencia.

El consumo de pescado azul será doblemente beneficioso por su grasa y el buen aporte de vitamina D que supone.

DIETA CON GRAN NIVEL DE ANTIOXIDANTES

Los antioxidantes son de vital importancia en el control de la artritis. La vitamina E colabora en la disminución de la inflamación, el zinc es un mineral que debe aumentarse en casos de artritis porque además de actuar como antioxidante, contribuye al buen metabolismo de las proteínas. Asimismo, tiene un efecto de control de la inflamación y es un elemento activo en los mecanismos de inmunidad.

Se debe aumentar la dosis de estos antioxidantes, junto con la de selenio y manganeso para frenar el progreso de la enfermedad.

CONTROL DE ALIMENTOS QUE PROVOQUEN ALERGIA O INTOLERANCIA

En toda enfermedad autoinmune, como es la artritis, es de vital importancia evitar las situaciones de estrés orgánico. Consumir alimentos que generen alguna alergia o intolerancia provoca una importante alteración orgánica que se debería considerar de máximo estrés. Por ello es tan importante que todas las personas que padecen artritis comprueben si su sintomatología aumenta con el consumo de determinados alimentos. La supresión de productos lácteos y su sustitución por preparados de soja, por ejemplo, ha supuesto una mejoría en muchos casos de artritis.

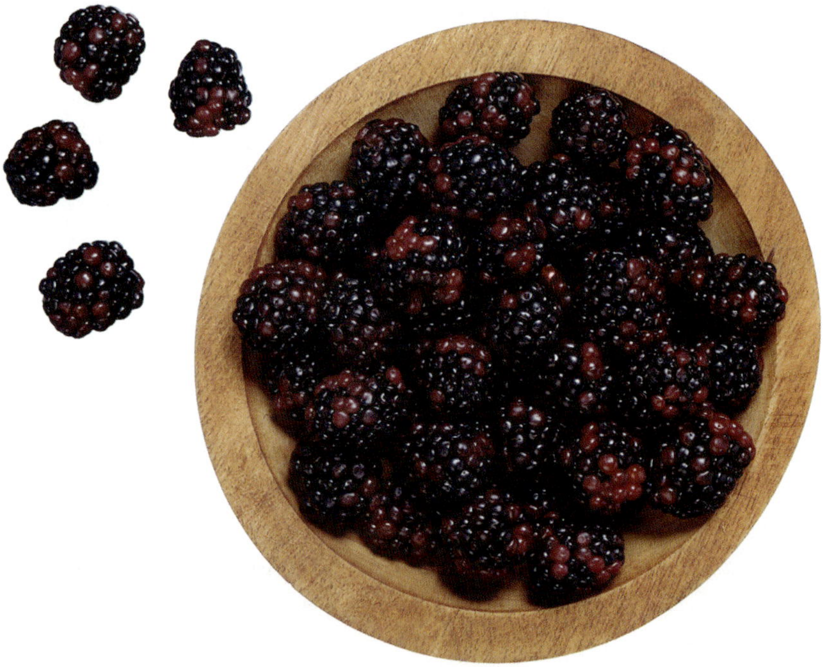

Preguntas clave

1. ¿Una dieta baja en proteínas puede provocar el deterioro de las articulaciones?

Las proteínas aportan al organismo muchos de los materiales necesarios para la construcción y regeneración de las articulaciones, principalmente los aminoácidos gracias a los que se fabrica colágeno y otras sustancias fundamentales de los cartílagos, como son los proteoglicanos.

Por ello una dieta deficiente en proteínas impide la regeneración de los tejidos articulares, igual que no se podrían levantar las paredes de un edificio si no se tuviesen los materiales para construirlas.

Enriquecer la dieta con buenas proteínas, como las de los pescados, los productos lácteos, las gelatinas o las proteínas de soja, puede ser de gran ayuda para personas que padezcan problemas articulares.

2. ¿Un suplemento de aceite de onagra o de borraja es adecuado en problemas reumáticos?

El aceite vegetal que se obtiene de determinadas plantas como la onagra o la borraja tiene una alta concentración de un ácido graso insaturado «gammalinolénico», con efectos de control de los procesos inflamatorios, puesto que en el interior del organismo permite la formación de sustancias antiinflamatorias. **El consumo de estos buenos aceites vegetales es recomendable en cualquier tipo de enfermedad que curse con inflamación de los tejidos orgánicos.**

3. ¿El aceite de hígado de bacalao es un buen aporte de vitamina D?

La vitamina D es fundamental en la construcción y conservación de todo el esqueleto, y el aceite de hígado de bacalao es una de las mejores fuentes dietéticas y una de las más tradicionales.

Muchas personas conservan del aceite de hígado de bacalao un desagradable recuerdo de su infancia, puesto que se suministraba a cucharadas y su rancio sabor no resultaba nada apetecible; en la actualidad se comercializa en forma de perlas de aceite de muy fácil consumo y sin ningún aroma ni sabor, por lo que se convierte en un excelente suplemento dietético de aporte de vitamina D.

4. ¿La vitamina C es beneficiosa para las articulaciones?

La vitamina C, además de su potente acción antioxidante y por tanto protectora de los radicales libres que deterioran los tejidos, tiene una acción directa en conseguir la producción de uno de los componentes principales –la hidroxiprolina– del colágeno de las articulaciones. **Se puede considerar por tanto como una sustancia imprescindible para el correcto mantenimiento y regeneración de las articulaciones.**

5. ¿El calcio es el único mineral necesario para los huesos y las articulaciones?

El calcio es el mineral más abundante del hueso, pero la salud de todo el tejido óseo requiere un correcto aporte de otros minerales a través de la dieta diaria: *el magnesio, el manganeso, el zinc, el selenio y también el cobre tienen funciones básicas en la correcta formación y regeneración de los huesos. Una carencia de estos minerales puede condicionar la aparición y el avance progresivo de las enfermedades reumáticas.*

6. ¿Un consumo diario de frutos secos beneficia el buen estado de las articulaciones?

El consumo diario de frutos secos (almendras, nueces, avellanas, pipas de girasol, pistachos...) es una excelente medida dietética para enriquecer la alimentación diaria con magnesio y manganeso, *dos de los minerales más importantes para evitar y controlar el deterioro de las articulaciones.*

A este valor nutricional de los frutos secos se debe añadir su riqueza en antioxidantes como el zinc y la vitamina E, por lo que su consumo diario, junto con el de aceite de oliva, asegura la dosis imprescindible de esta vitamina, altamente beneficiosa en el control de las inflamaciones.

Una ventaja añadida de estos buenos alimentos vegetales es que no contienen purinas y por tanto no colaboran en la producción de ácido úrico, cuyo exceso es dañino para las articulaciones.

7. ¿La grasa de la dieta tiene un efecto en el desarrollo de las enfermedades reumáticas?

La composición de la grasa de la dieta tiene un efecto directo sobre el control y freno de los procesos inflamatorios o sobre el desarrollo de la inflamación. *Por ello, una vez más, se debe recomendar el aumento del consumo de los ácidos grasos omega-3 potenciando el consumo de pescado y otros productos que los contengan, porque con ello se ha comprobado incluso una disminución de la sintomatología inflamatoria en casos de artritis.*

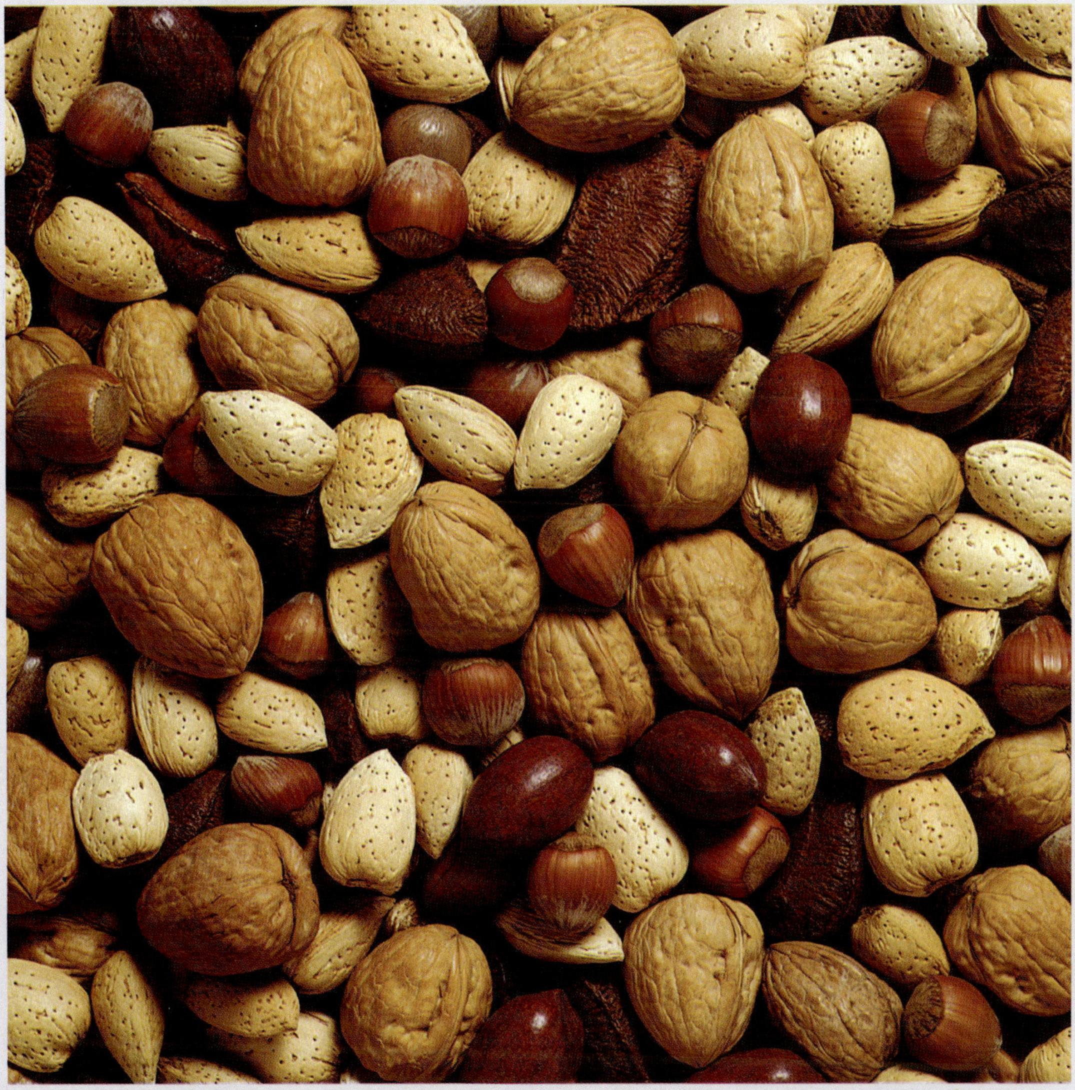

Asma: alimentación adecuada

Insuficiencia respiratoria

Preguntas clave

Problemas respiratorios

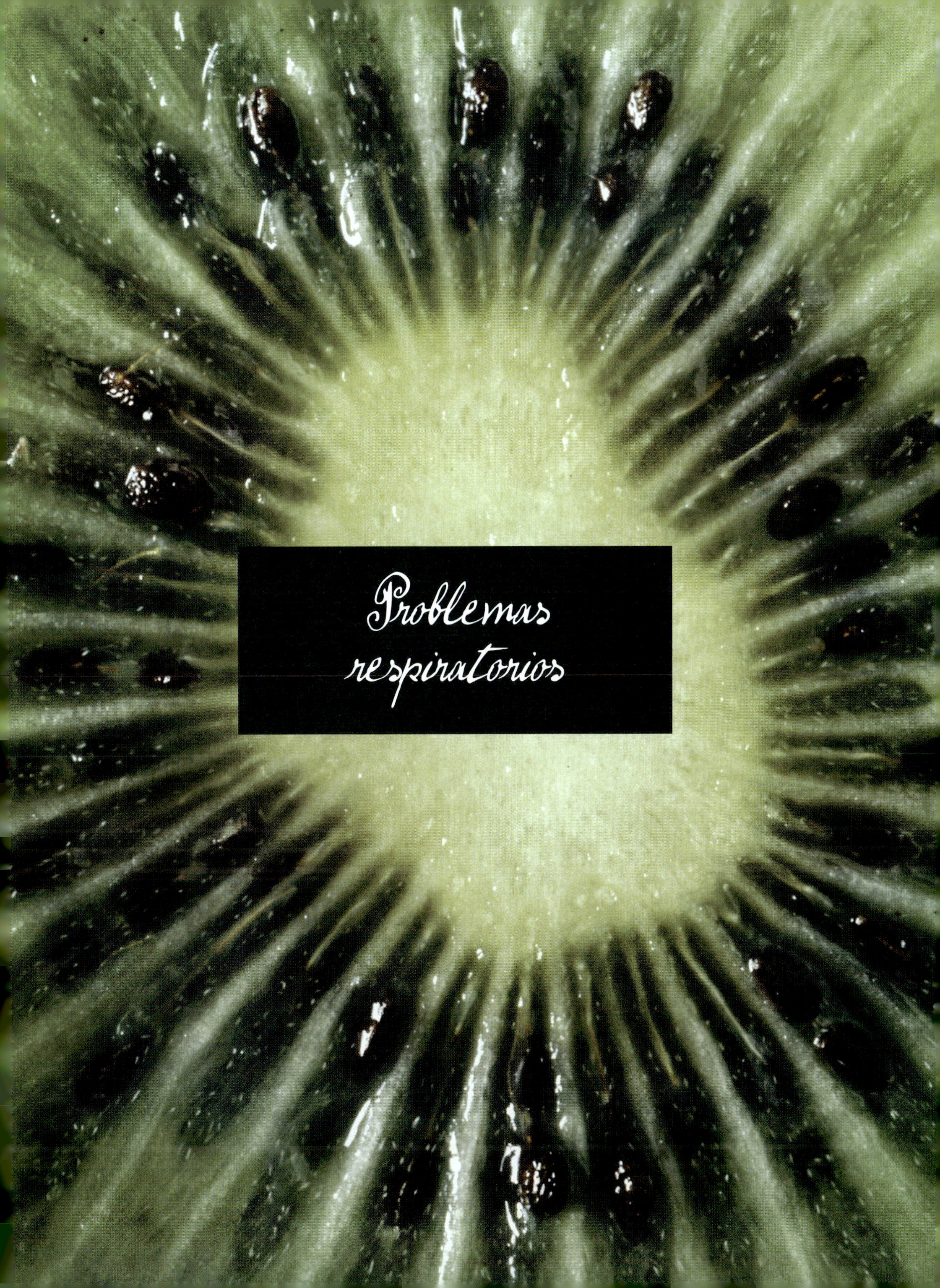

Problemas respiratorios

Los pulmones son unos órganos extremadamente delicados que deben recibir una serie de nutrientes para mantener la integridad de sus tejidos y conservarlos en correcto estado a lo largo de toda la vida.

LA PRIMERA SUSTANCIA QUE NECESITAN LOS PULMONES ES EL AGUA. UNA CORRECTA HIDRATACIÓN MANTIENE LA ELASTICIDAD DE LA GRAN SUPERFICIE EPITELIAL PULMONAR. EN ESTADOS DE DESHIDRATACIÓN, UNO DE LOS PRIMEROS TEJIDOS QUE SE VEN AFECTADOS SON LOS PULMONES.

CUANDO EXISTE UN PROBLEMA PULMONAR, COMO LAS FRECUENTES BRONQUITIS, LA NECESIDAD DE LÍQUIDO AUMENTA Y MUY ESPECIALMENTE SI SE COMPLICAN CON ESTADOS FEBRILES. LAS BRONQUITIS TIENEN UN TRATAMIENTO DIETÉTICO SIMILAR AL ASMA.

Los pulmones reciben el aire del exterior y con él pueden transportarse sustancias agresivas y tóxicas que dañan y alteran la salud pulmonar; por ello sus tejidos se ven altamente beneficiados por la presencia de sustancias antioxidantes. Dietas altas en vitaminas A, C y E, carotenos y minerales como el selenio y el zinc, y en flavonoides presentes en los vegetales protegen y evitan el deterioro pulmonar.

Una dieta baja en proteínas condiciona un deterioro de los músculos implicados en la respiración e induce a situaciones de insuficiencia pulmonar.

Muy frecuentemente aparecen problemas de inapetencia cuando se presentan enfermedades pulmonares, desde en niños con bronquitis a personas mayores con insuficiencia pulmonar. Es muy importante, a pesar de esa falta de apetito, mantener al enfermo bien nutrido e hidratado para no agravar la situación.

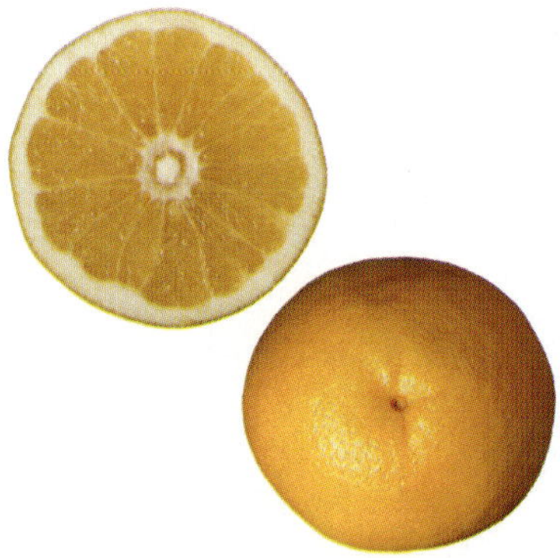

Asma: alimentación adecuada

El asma bronquial es una enfermedad que se desencadena por diversos factores, algunos de los cuales pueden ser de carácter nutricional.

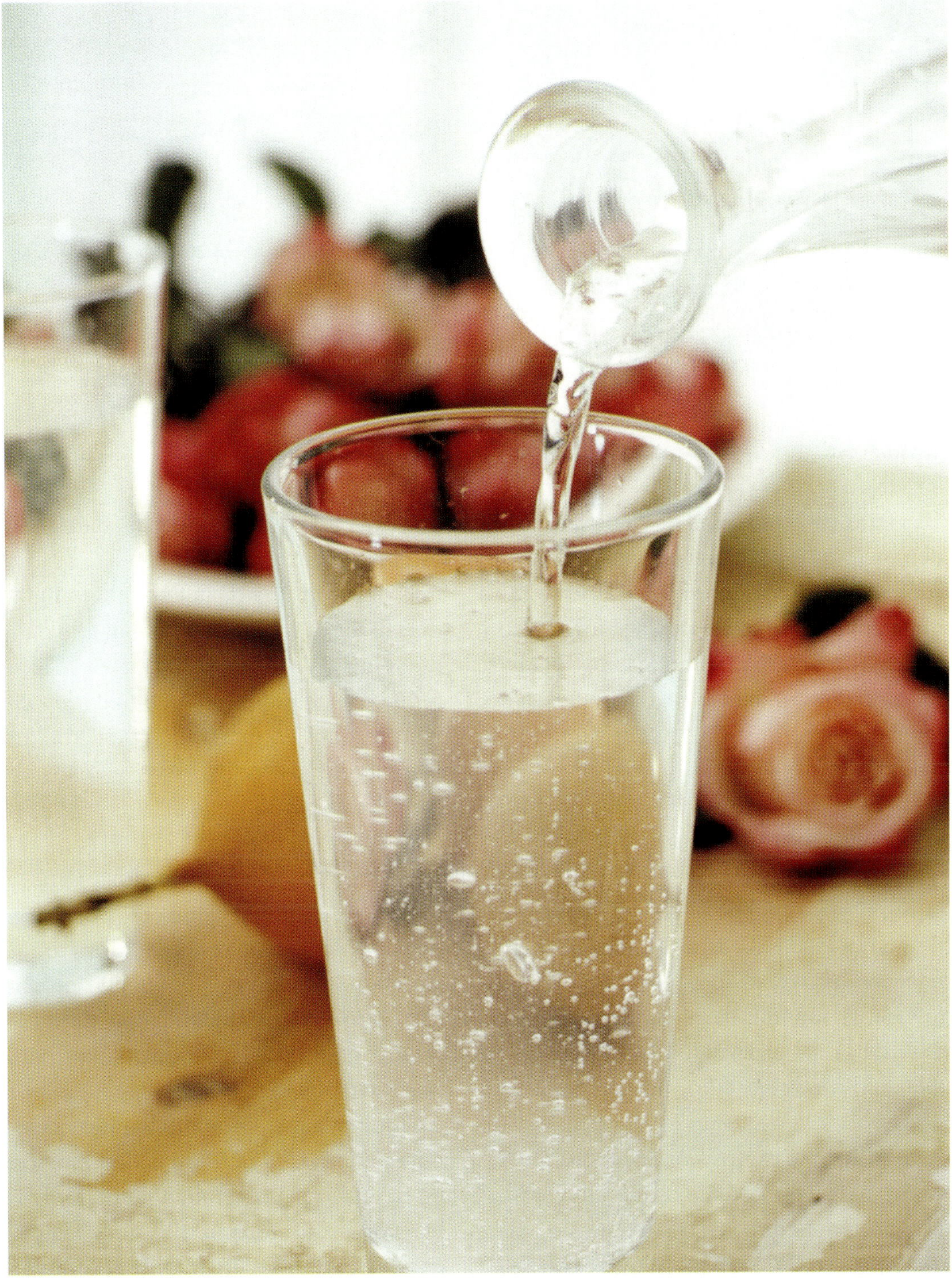

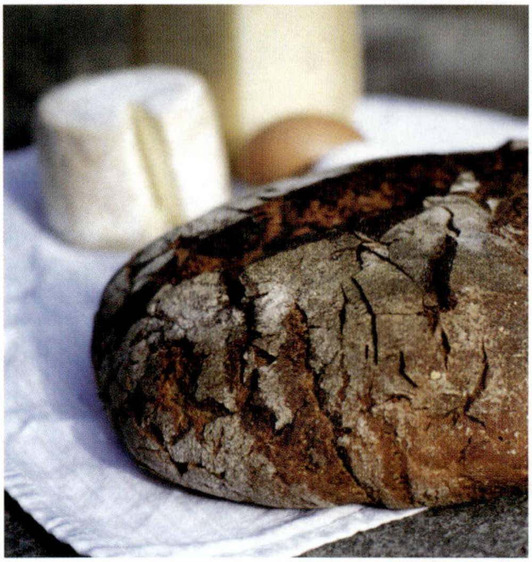

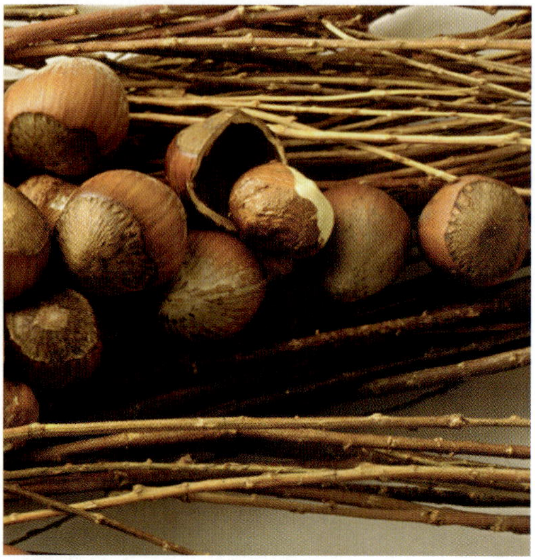

Varias características de la dieta pueden mejorar y colaborar a evitar los episodios asmáticos; por ello toda persona que padezca asma, aunque sea inducida por causas externas como las ambientales, debería conocer y seguir en su alimentación diaria varias pautas nutricionales:

Bajo contenido en sodio

Se ha comprobado la disminución de la respuesta asmática al reducir la dosis de sodio en la dieta de personas que padecen asma, por lo que es muy recomendable suprimir al máximo la utilización de la sal y disminuir la ingesta de alimentos ricos en sodio (ver página 52).

Aumentar la dosis de magnesio

En pacientes asmáticos se ha comprobado deficiencias de magnesio, y mejorías en la sintomatología de su enfermedad al enriquecer la dieta con este mineral.

Conseguir una dieta con 500 miligramos al día es la dosis recomendable para personas que padezcan asma. Esto requiere un consumo habitual de alimentos ricos en magnesio como son las legumbres, los frutos secos y mariscos (ver libro *Comida amiga*).

Alto contenido en antioxidantes

La gran superficie de los pulmones que está en contacto con el aire y otras sustancias tóxicas o que pueden provocar una respuesta inflamatoria requiere de una gran dosis de antioxidantes para su protección.

Toda la gama de antioxidantes conocida tiene en los pulmones una función de neutralizar la abundancia de radicales libres que se pueden encontrar o que se forman en estos tejidos; a la vez

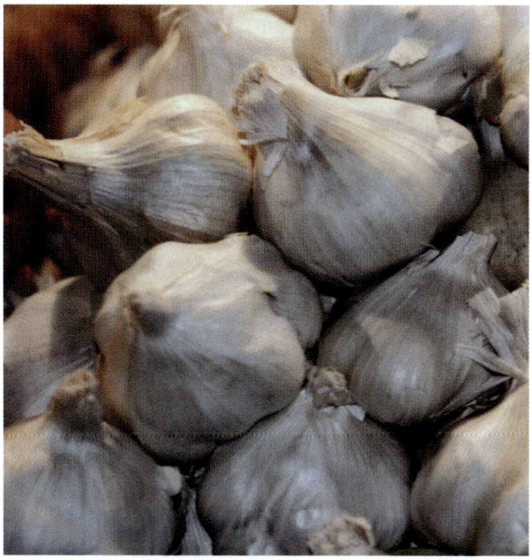

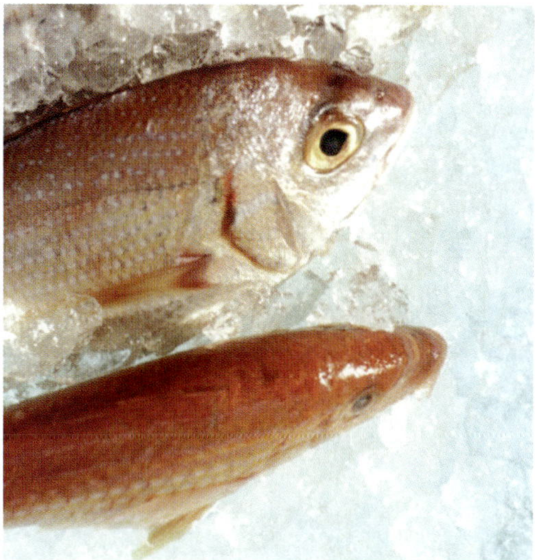

algunos antioxidantes, como muchos flavonoides vegetales, ejercen una acción antiinflamatoria. Por ejemplo la quercitina, un flavonoide que se halla en abundancia en cebollas, puerros, ajos, frutas, té y otras plantas medicinales, es capaz de controlar la producción de sustancias que provocan inflamación y que se forman a partir de grasas y, asimismo puede frenar la acción de la histamina. Se debe destacar que estos flavonoides tienen además una capacidad anticancerígena.

La vitamina A y los carotenos desempeñan una función imprescindible al mantener el correcto estado de las mucosas que recubren todo el tracto respiratorio, además de ejercer una acción antiinflamatoria.

Pocos tejidos se ven tan desprotegidos como los pulmonares cuando la dieta es baja en antioxidantes, por lo que una dieta con pocos vegetales constituye un riesgo para la salud pulmonar y lo contrario: el consumo abundante de vegetales ejerce una gran protección.

CONTROLAR EL TIPO DE GRASA DE LA DIETA

En la respuesta inflamatoria que tenga un tejido corporal influyen de una manera primordial las grasas, es decir, los ácidos grasos que constituyen sus membranas celulares.

El consumo de ácidos grasos omega-3 provee al organismo del material necesario para fabricar sustancias de tipo antiinflamatorio; por el contrario, otros ácidos grasos, como el araquidónico, inducen a una respuesta inflamatoria.

Tiene unos efectos muy beneficiosos un aumento en la dieta de alimentos que contengan ácidos grasos omega-3, como los pescados y otros productos enriquecidos en este tipo de grasa, a la vez que

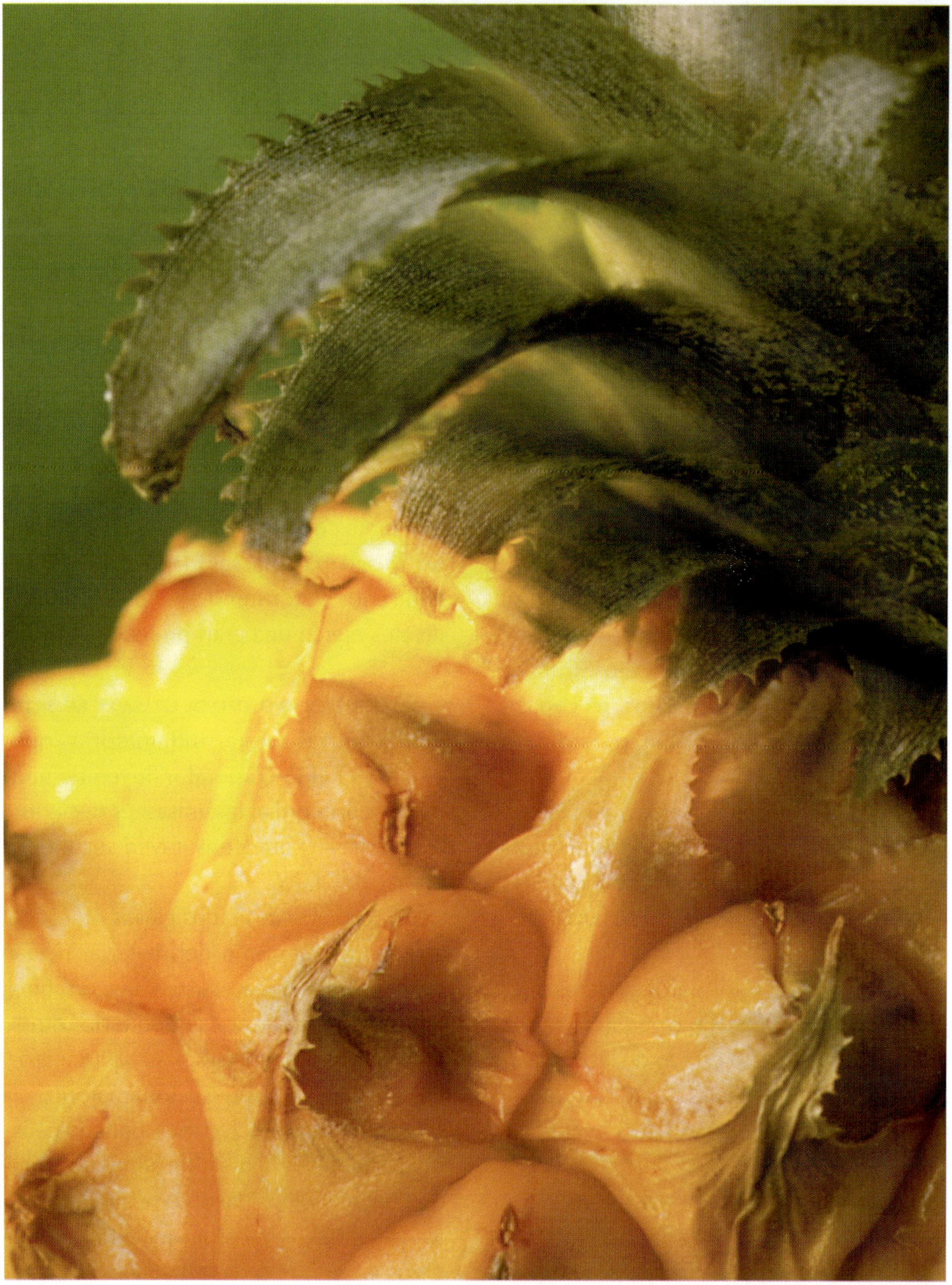

se disminuye el consumo de alimentos como las carnes. También es especialmente recomendable suprimir el consumo habitual de la grasa de la leche y de la manteca de cacao presente en casi todos los chocolates.

MANTENER UN CORRECTO PESO CORPORAL

La incidencia de asma es superior en niños y personas que padecen obesidad y se observa mejoría en dicha incidencia al reducir el peso corporal.

Por ello es muy importante en pacientes asmáticos con sobrepeso adelgazar practicando una dieta de adelgazamiento en la que haya una abundancia de productos vegetales (sin suprimir los aceites vegetales para asegurar una buena dosis de vitamina E) y que comporte un gran consumo de pescado.

CONTROLAR POSIBLES ALERGIAS ALIMENTARIAS

Existe una mayor incidencia de alergias e intolerancias alimentarias en personas que padecen asma, por ello es conveniente observar y detectar la buena tolerancia que presenten a los diversos alimentos.

Algunos alimentos o aditivos pueden desencadenar crisis asmáticas.

El consumo de alimentos que produzcan alergia o intolerancia manifestada a través de trastornos diversos, sobre todo de tipo digestivo, puede aumentar las crisis y respuestas asmáticas provocadas por otras causas. Así, por ejemplo, personas alérgicas al polen pueden padecer mayor incidencia de asma en las épocas de exposición si están consumiendo alimentos que provoquen alguna intolerancia. La recomendación sería abstenerse de los alimentos tras cuya ingestión se observe la aparición de cualquier tipo de malestar: molestias digestivas, dolor de cabeza...

La tartracina, un aditivo alimentario que se utiliza como colorante y se encuentra en las etiquetas de los alimentos numerado como E-102, puede desencadenar crisis de asma, así como los sulfitos (enumerados del E-221 al E-228) que deberían consumir en dosis mínimas las personas asmáticas.

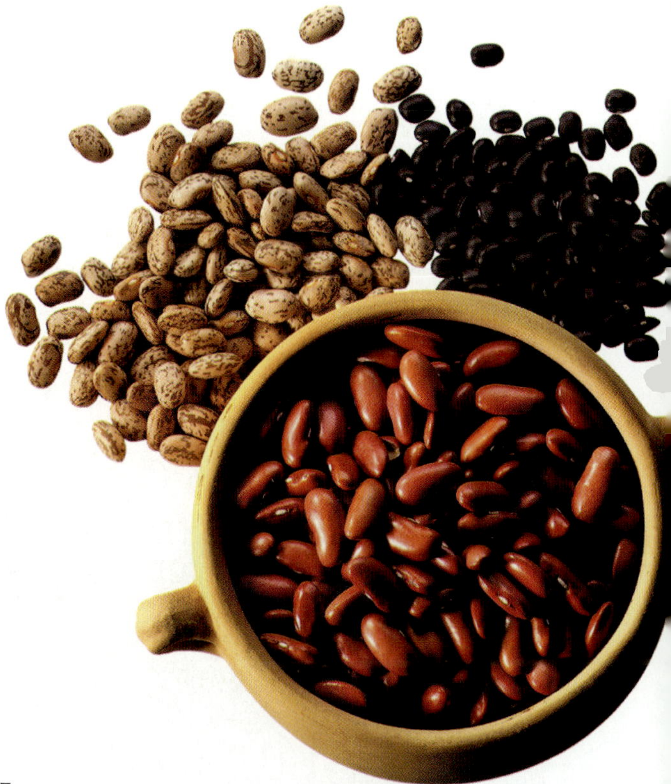

Insuficiencia respiratoria

La insuficiencia pulmonar es otra de las enfermedades que, aunque puede producirse por múltiples causas, tiene una gran incidencia en personas mayores. Supone la incapacidad del sistema pulmonar de realizar plenamente su vital función de captar oxígeno y de eliminar dióxido de carbono.

Personas jóvenes obesas pueden padecer esta enfermedad y para ellas es imprescindible adelgazar para mejorar su capacidad pulmonar.

En personas mayores principalmente, se produce el extremo contrario: la delgadez y la pérdida de peso empeora gravemente la insuficiencia respiratoria.

Es de suma importancia no provocar un deterioro de los músculos implicados en la respiración con dietas bajas en proteínas. Por ello hay que asegurar una buena ingesta de proteínas a pesar de la inapetencia que sufren las personas con insuficiencia pulmonar. En muchas ocasiones hay que reforzar la dieta con claras de huevo cocidas, concentrados de proteínas de soja en polvo y productos muy ricos en proteínas como la levadura de cerveza y el germen de trigo.

En las dietas para problemas de insuficiencia respiratoria hay que aumentar la ingesta de lípidos, especialmente a partir de aceite de oliva, pescados azules y frutos secos. A la vez se debe controlar e incluso disminuir el aporte de hidratos de carbono, puesto que el organismo al consumir lípidos como fuente de energía produce menos cantidad de dióxido de carbono que cuando consume hidratos de carbono o azúcares, dado que cuando existe insuficiencia respiratoria los pulmones tienen poca capacidad de eliminar dióxido de carbono y este gas resulta altamente tóxico para el organismo.

Una dieta muy rica en antioxidantes será imprescindible en pacientes con insuficiencia respiratoria. Una de las soluciones dietéticas es introducir en la alimentación diaria licuados de vegetales, que son verdaderos concentrados de antioxidantes, bien tolerados cuando existe poco apetito y se presenta fatiga al comer.

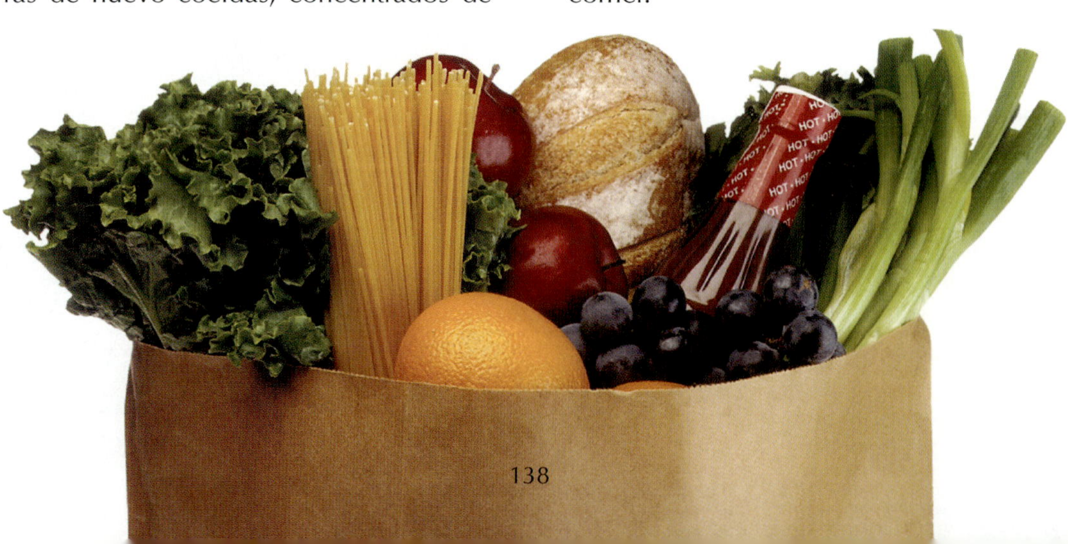

Preguntas clave

1. ¿Es recomendable para los pulmones beber infusiones?

Es altamente recomendable beber mucho líquido para mantener una buena hidratación de todos los tejidos pulmonares, y las infusiones resultan una de las bebidas mejor aceptadas por muchas personas, *especialmente personas mayores que tienen muy poca apetencia por el agua. Las infusiones les resultan más apetecibles y además tienen el valor añadido de las sustancias vegetales que aportan muchas de ellas con propiedades antioxidantes. Una simple infusión de tomillo es muy beneficiosa para personas con problemas pulmonares.*

2. ¿El ajo tiene propiedades saludables para los pulmones?

Las sustancias aromáticas que contiene el ajo pasan a la sangre y llegan a los pulmones (motivo por el cual el aliento puede oler a ajo) y tienen una demostrada propiedad antibacteriana. *Esto explica el uso tradicional que se hacía del ajo y las propiedades incluso preventivas que se le otorgaban, desde tiempo inmemorial, en las enfermedades pulmonares.*

3. ¿Existen circunstancias en que la protección pulmonar necesite mayor cantidad de vitamina C?

La vitamina C tiene un importante papel de protección en los pulmones y su dosis habitual en la dieta se debe aumentar en caso de exposición al tabaco, tanto si se es fumador como si se está en ambientes con humo de tabaco.

Las personas con problemas asmáticos necesitan consumir mayor cantidad de vitamina C, puesto que disminuye la sintomatología y las crisis asmáticas. Esta recomendación se debe hacer de una manera muy especial a las personas asmáticas que realicen ejercicio físico.

4. ¿El consumo de leche está contraindicado en personas con problemas pulmonares?

En personas con intolerancia a la lactosa se debe eliminar el consumo de leche y otros lácteos que contengan este azúcar porque, entre otros problemas de salud, ocasiona en ellas un deterioro de los pulmones.

Cuando se tolera y digiere correctamente, la lactosa se divide en el intestino delgado en sus componentes: glucosa y galactosa. Estos dos monosacáridos pasan a la sangre y el organismo los utiliza con total corrección.
En personas con intolerancia a la lactosa esta digestión o división, en glucosa y galactosa, no se realiza y el azúcar lactosa llega al intestino grueso donde fermenta formando gas hidrógeno, que pasa a la sangre y se elimina por los pulmones, causando irritación y mucosidad en los bronquios.
Este fenómeno no ocurre si se digiere correctamente la lactosa y por ello no se puede acusar a la leche de ser la causa de mucosidad.
En todos los problemas pulmonares que cursan con inflamación, como la bronquitis, es recomendable evitar la grasa de la leche.

5. ¿Los antioxidantes tienen un papel protector e incluso preventivo de enfermedades pulmonares?

Los pulmones sufren el impacto de sustancias agresivas, que son potentes radicales libres, por una doble vía: los radicales libres que se forman en sus tejidos como resultado de las reacciones orgánicas y las sustancias nocivas que se encuentran en el aire. Por ello **los tejidos pulmonares requieren una gran presencia de antioxidantes para evitar su deterioro.**
El aumento excesivo de sustancias con carácter de radical libre y oxidantes en los pulmones lleva a una situación de estrés oxidativo que condiciona la aparición de enfermedades pulmonares.

6. ¿Aumentar el consumo de pescado es beneficioso para los pulmones?

El consumo de pescado tiene un doble papel beneficioso en la salud de los pulmones: *su grasa tiene efectos antiinflamatorios por lo que es recomendable en bronquitis y asma, además de ejercer una protección contra el asma por intervenir en los procesos inmunológicos.*

7. ¿Hay aceites vegetales recomendados para personas con problemas pulmonares?

El aceite de oliva está indicado en problemas pulmonares por su buen aporte de antioxidantes y de vitamina E.
Los aceites con efectos de regulación de la inflamación, por su contenido en gammalinolénico, como los aceites de onagra o de borraja, son altamente recomendables en enfermedades inflamatorias pulmonares: asma, bronquitis…

8. ¿Repartir la comida en pequeñas raciones a lo largo del día es aconsejable en casos de insuficiencia pulmonar o de enfermedad obstructiva crónica?

Es muy frecuente la inapetencia en estos enfermos y la sensación de fatiga que aumenta al realizar el esfuerzo de comer hace que se sientan incapaces de consumir un menú habitual. **Por ello es muy recomendable repartir la comida diaria en 5, 6 o 7 tomas para evitar la desnutrición, tan habitual en estos casos, que conlleva un empeoramiento de la enfermedad.**

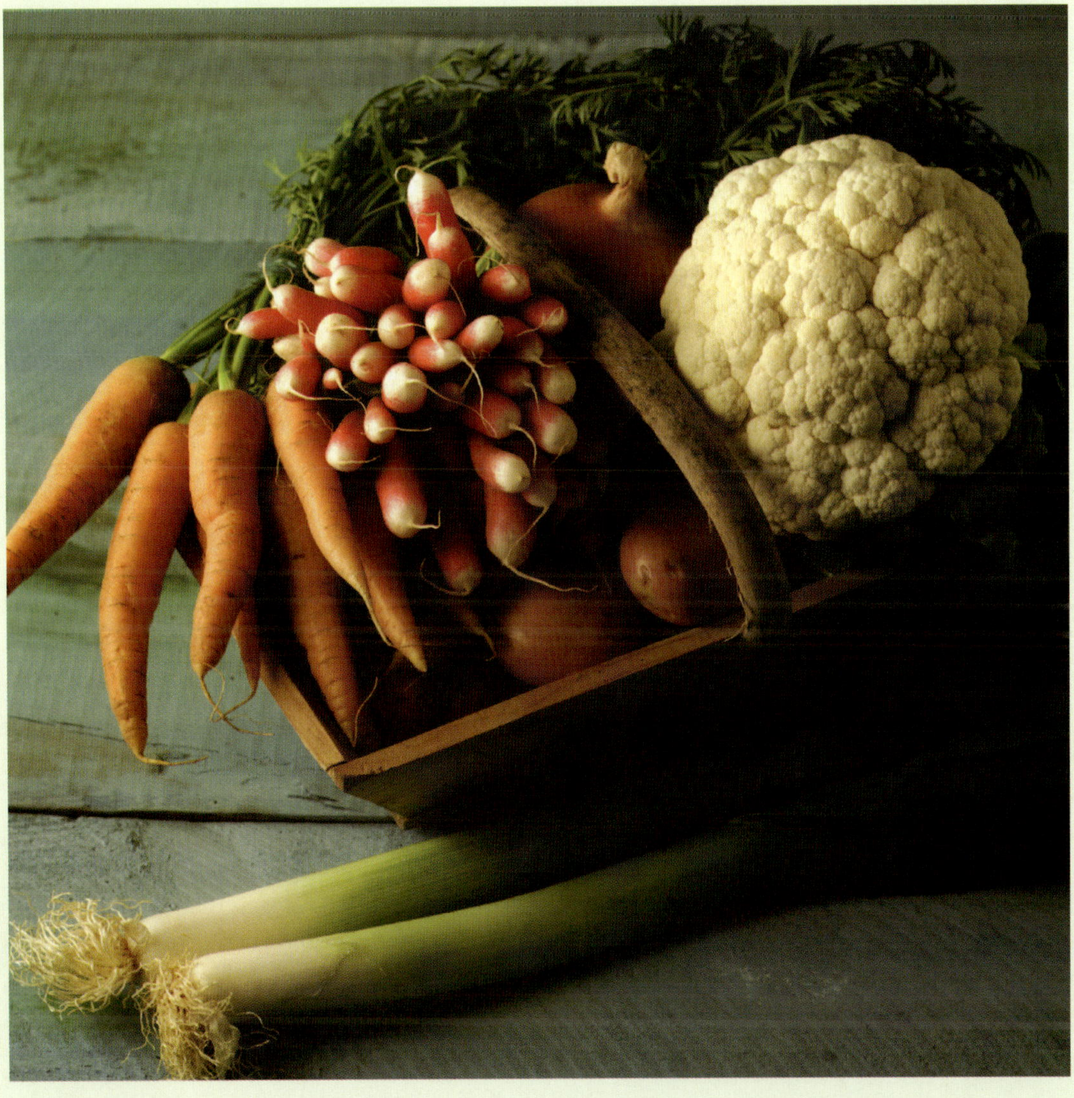

Nutrientes para la mente

Insomnio

Migrañas

Demencias: cuando comer es un problema

Preguntas clave

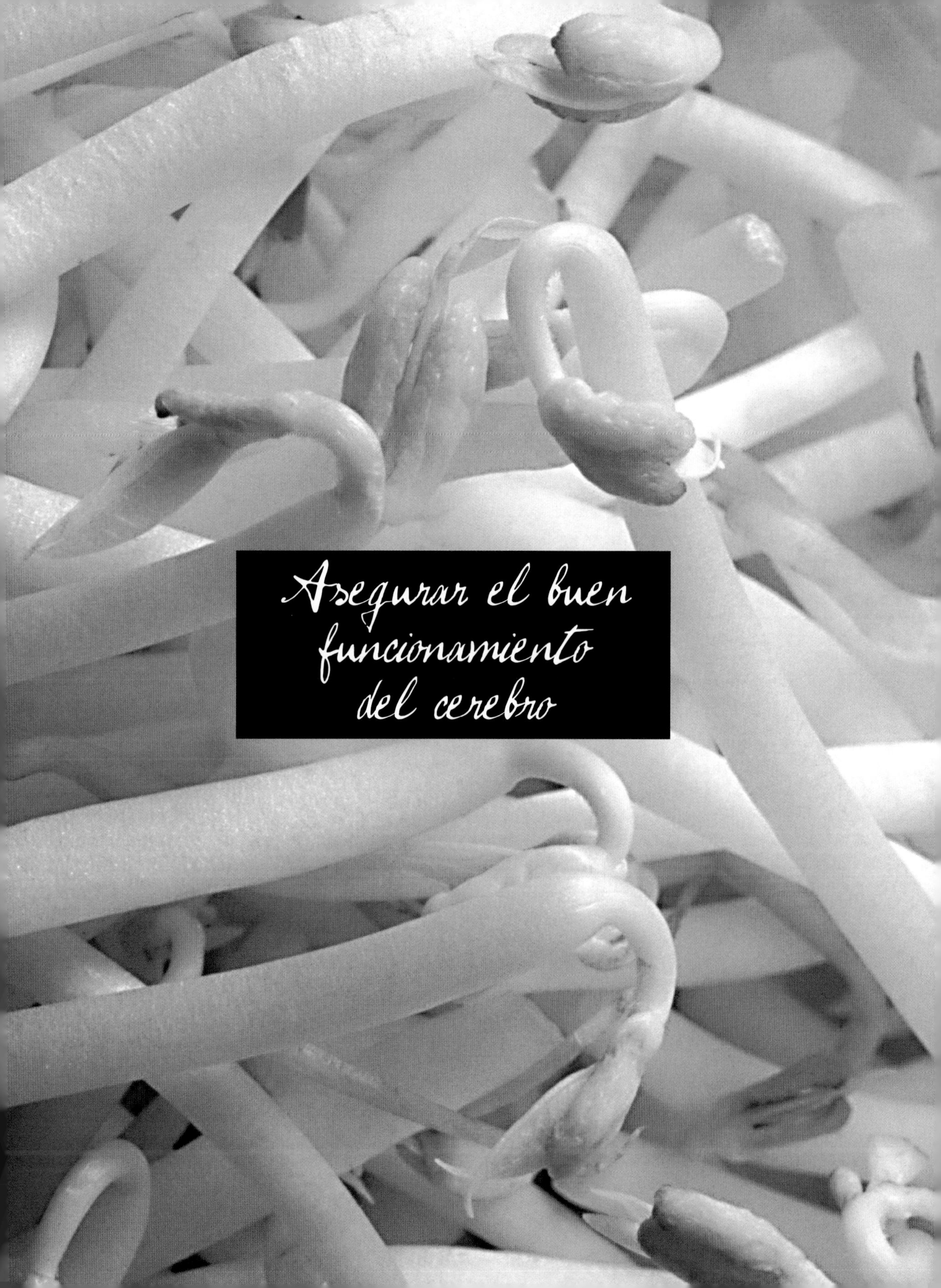

Asegurar el buen funcionamiento del cerebro

Asegurar el buen funcionamiento del cerebro

El cerebro es el gran tesoro del ser humano, un extraordinario producto de la evolución a la que contribuyeron de una manera decisiva los distintos alimentos que nuestros antepasados fueron capaces de ir introduciendo en su dieta. Está demostrado científicamente que, de una forma fundamental, intervino en el desarrollo cerebral de la especie humana el mayor consumo de proteínas y grasas.

Actualmente sabemos que ese cerebro excepcional requiere, de una manera continuada, oxígeno y energía. Por ello el aporte de glucosa como fuente de energía es imprescindible para el cerebro, pero su correcto y completo funcionamiento necesita de otros nutrientes, especialmente de una buena dosis de proteínas.

Gracias al complejísimo metabolismo cerebral humano, en este noble órgano se fabrican infinidad de sustancias, algunas de ellas con propiedades tan sorprendentes como las endorfinas que proporcionan las mejores sensaciones y estados de bienestar.

Muchos hábitos de la alimentación actual pueden ser grandes enemigos del cerebro. Un exceso de grasa es la primera causa de deterioro cerebral, los multiinfartos inapreciables, que se pueden ir produciendo a lo largo de la vida por un exceso de colesterol y otros factores que provocan arterioesclerosis, junto con la hipertensión, disminuyen la capacidad cerebral de muchas personas. El abuso de alcohol provoca una importante pérdida de neuronas. También una dieta

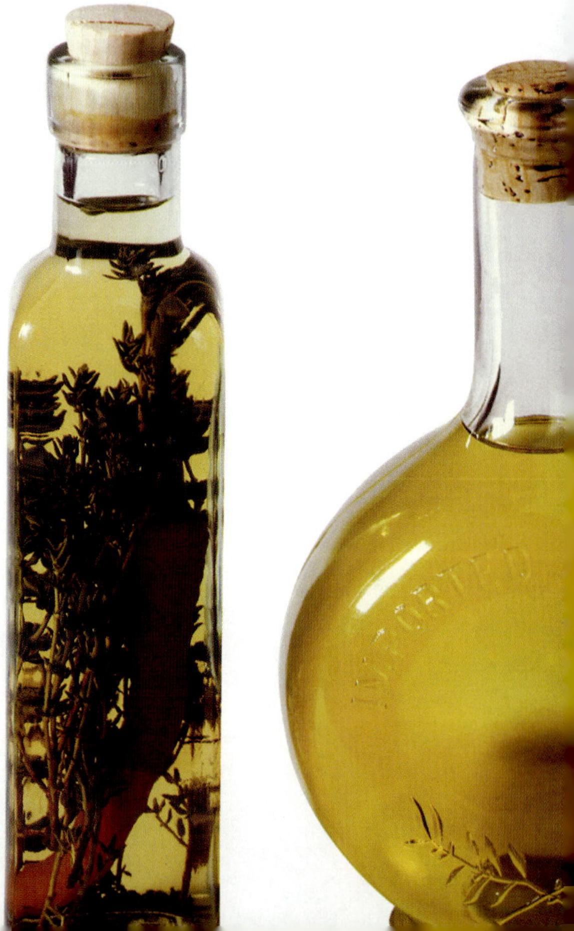

insuficiente puede condicionar un deterioro y un envejecimiento prematuro del cerebro.

Por ello es conveniente plantear la alimentación diaria pensando en la salud de la parte más importante del organismo: el cerebro.

EN LA DIETA DIARIA PODEMOS INTRODUCIR NUTRIENTES QUE PRESERVARÁN A LO LARGO DE LOS AÑOS LA PLENITUD MENTAL, ESE DON QUE TODOS DESEAMOS CONSERVAR HASTA EL ÚLTIMO INSTANTE DE LA VIDA.

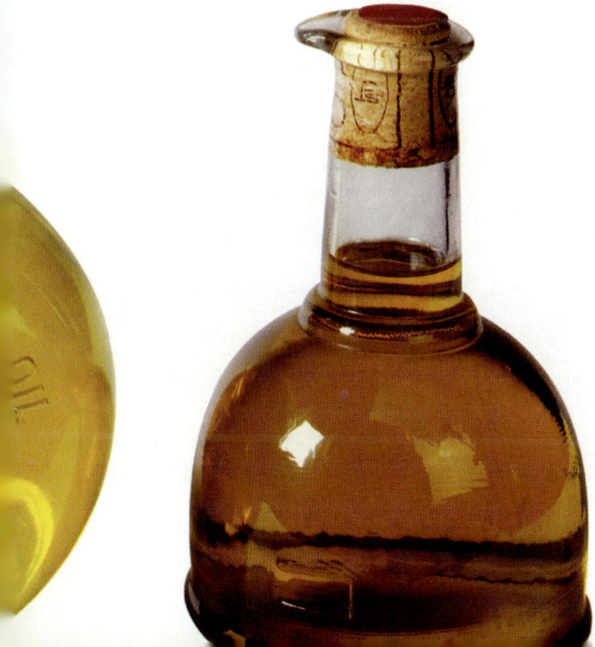

Nutrientes para la mente

REPARTIR LA COMIDA EN VARIAS TOMAS A LO LARGO DEL DÍA

El gran volumen cerebral y peso del cerebro humano explica que la dieta ideal sea aquella que reparte los nutrientes que necesita en varias tomas al día, puesto que esto condiciona un flujo continuo de sustancias necesarias para el buen funcionamiento cerebral, sin que haya variaciones importantes del nivel de estos nutrientes en sangre y sin que el organismo necesite disparar una serie de resortes metabólicos para asegurar los mínimos que el cerebro requiere. Estas soluciones metabólicas se consiguen gracias a la elaboración de lo que actualmente se conoce como «hormonas de estrés». Como su nombre indica y advierte es un recurso de emergencia que no debería utilizarse si se quiere mantener las mejores condiciones para el cerebro.

Realizar varias tomas diarias de alimentos ayuda a moderar las cantidades y a no provocar altas concentraciones de grasa en sangre, y ello es fundamental para la salud cerebral, puesto que lo que más daña al cerebro son las secuelas que producen en sus finísimas arterias los excesos de lípidos.

NECESIDAD DE GLUCOSA

La glucosa es el mejor combustible para el cerebro, al que podemos calificar

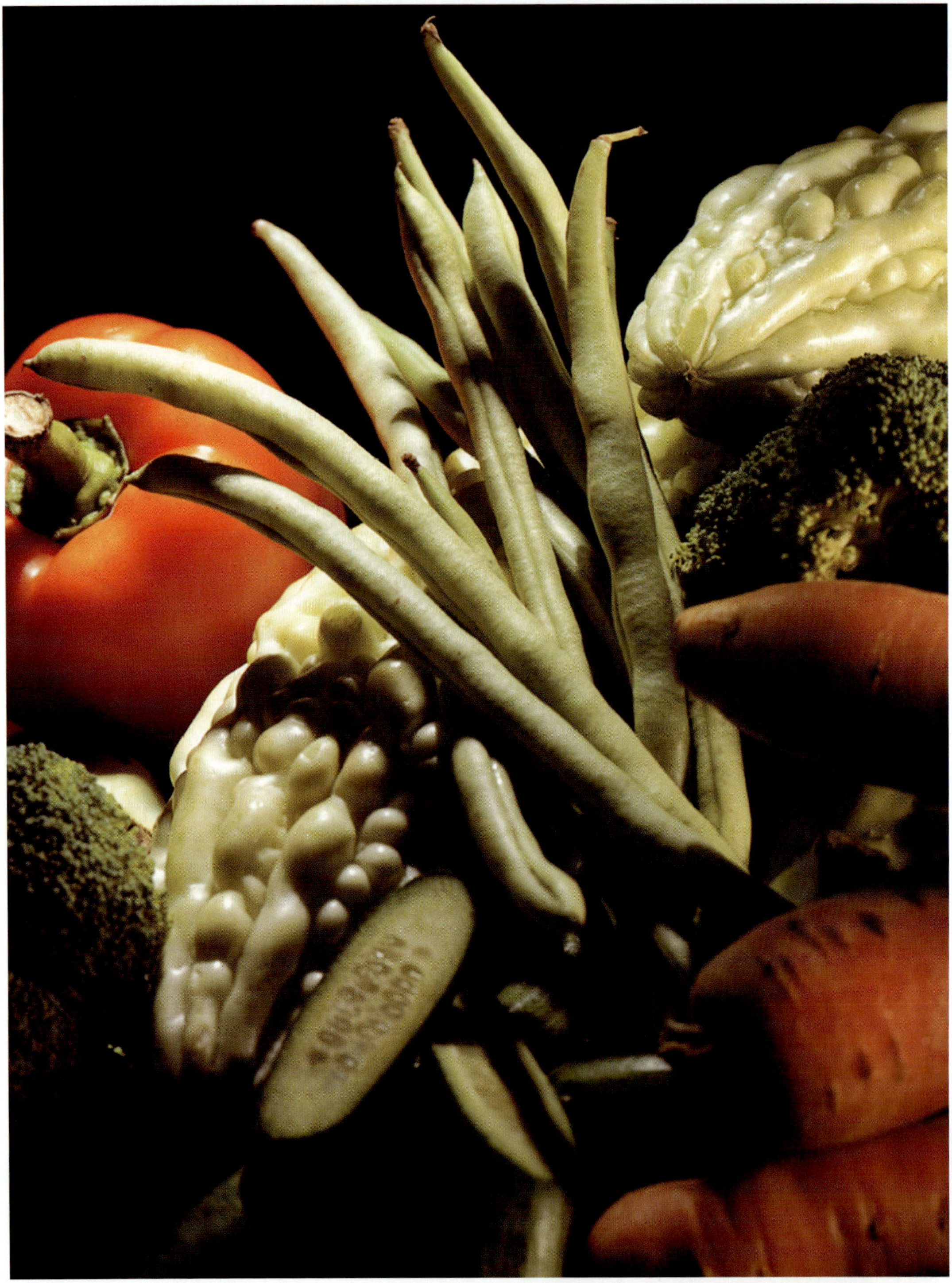

de «ecológico» puesto que en su combustión no deja más residuo que agua y dióxido de carbono que se elimina a través de los pulmones.

Asegurar una correcta dosis de glucosa para el cerebro a través de alimentos que contengan hidratos de carbono (especialmente alimentos ricos en almidón que provocan un paso gradual de glucosa a la sangre gracias a su proceso digestivo lento) es una medida dietética correctísima para el cerebro.

El exceso de glucosa en sangre, como ocurre en la diabetes, es igualmente perjudicial para el cerebro. Por ello se debe promocionar una vez más el aumento de alimentos ricos en hidratos de carbono de absorción lenta (legumbres, cereales, tubérculos y todo tipo de hortalizas), sobre los de absorción rápida.

LAS IMPRESCINDIBLES PROTEÍNAS

Entre las muchas funciones de las proteínas está la de elaborar neurotransmisores. Estas sustancias son imprescindibles para la transmisión de los impulsos nerviosos y la captación a nivel cerebral de todos los estímulos externos. Dicho de una manera muy sencilla: se necesitan proteínas para estar conectados con el exterior y enterarnos de lo que ocurre en nuestro entorno y también en nuestro interior.

Una carencia de proteínas puede provocar graves alteraciones en el metabolismo cerebral y generar estados alterados de conciencia, como por ejemplo sufrir alucinaciones.

Las proteínas están formadas por aminoácidos, algunos de los cuales no los podemos elaborar en el organismo y se deben aportar con la dieta. Un ejemplo es el triptófano, un aminoácido de gran transcendencia cerebral porque permite la fabricación de una de las sustancias más importantes en la regulación de múltiples funciones cerebrales, la serotonina que es una de esas obras de la naturaleza que armonizan la salud. La serotonina es un neurotransmisor y un neurorregulador que influye directamente en el estado anímico (depresión, ansiedad), el sueño y las sensaciones de saciedad que produce la comida.

Una deficiencia de triptófano condiciona una imposibilidad de fabricación de serotonina. Asimismo cabe decir que este aminoácido no se encuentra en las mismas proporciones en todos los alimentos.

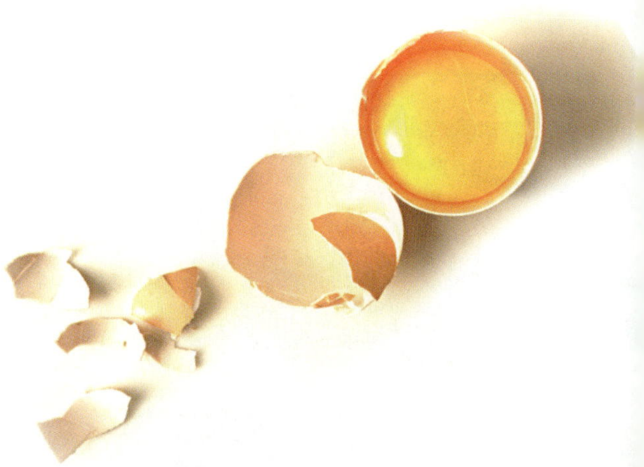

Alimentos ricos en triptófano:

Los alimentos de origen animal poseen mayor cantidad de triptófano que los vegetales pero su contenido es muy variable.

Alimentos de origen animal con mayor proporción de triptófano:

Los huevos.
El jamón, carnes de aves
como el pavo.
Pescados azules.
Leche y lácteos.

Entre los alimentos vegetales destacan por su contenido en triptófano:

Arroz, cebada, trigo, pan,
pastas y tapioca.
Legumbres como: guisantes, soja.
Tubérculos como la patata.
Hortalizas como las coles y
las calabazas.
Los frutos secos.

Aporte adecuado de grasas

En la composición del cerebro, las grasas tienen un gran tanto por ciento, y son fundamentales para su formación y crecimiento.

Las grasas saturadas y el exceso de colesterol son grandes enemigos cerebrales al ser causa directa de arterioesclerosis.

Conseguir unos niveles altos de lipoproteína HDL es un seguro de salud cerebral (ver capítulo 4)

Una vez más se confirman los efectos beneficiosos de los ácidos grasos omega-3, en estudios que han relacionado el mayor consumo de pescado con una menor incidencia de demencias al actuar como un protector cerebral.

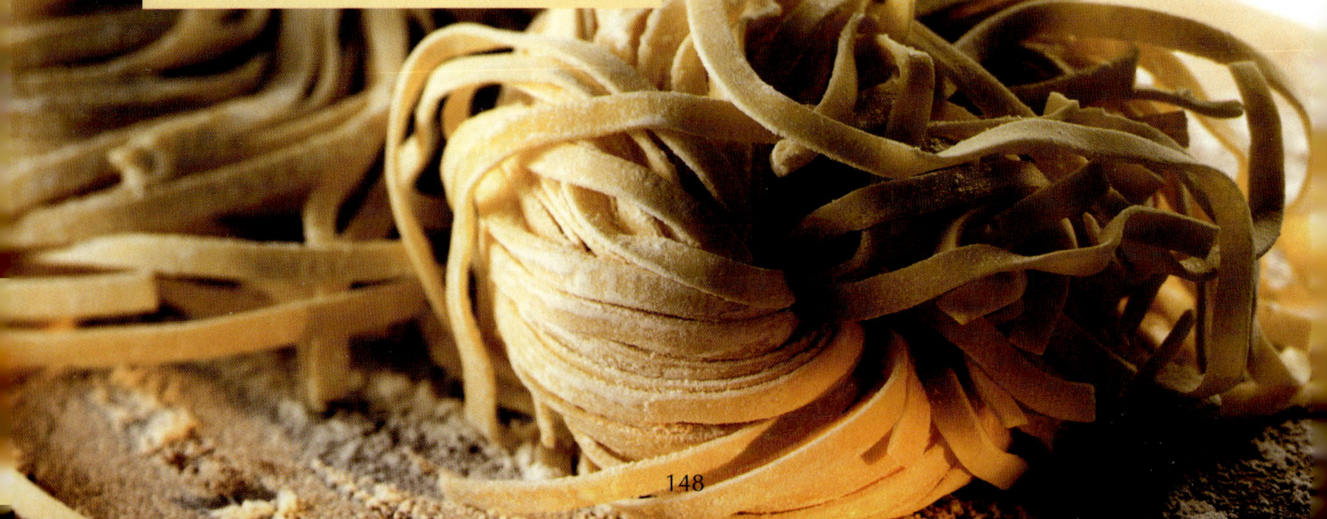

PROTECCIÓN CON ANTIOXIDANTES

Los órganos con mayor actividad metabólica requieren mayor protección frente a los radicales libres que se forman, por ello el cerebro se beneficia enormemente de la presencia de antioxidantes.

Entre todos los antioxidantes destaca el papel importante de la vitamina E como neuroprotector, que evita el deterioro prematuro de las neuronas. Incluso se ha demostrado que, además de disminuir el riesgo de obstrucción arterial y de ruptura de vasos, altas dosis de vitamina E en la dieta reducen el grado de daño cerebral producido por una embolia.

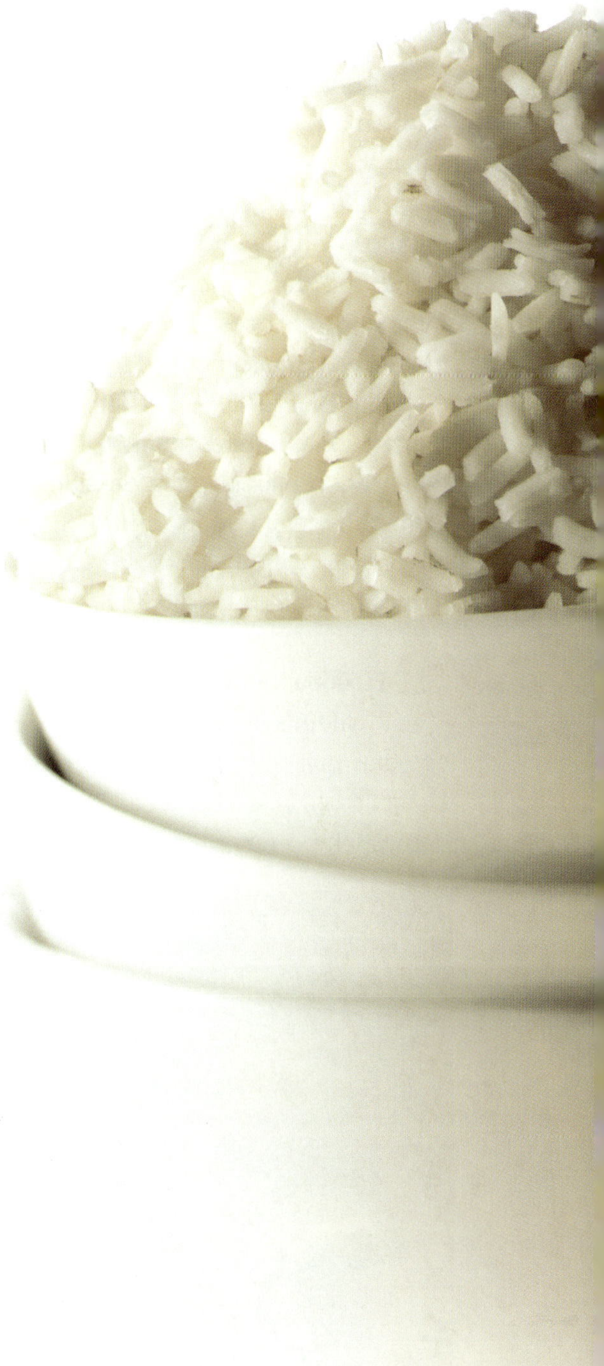

ACTIVIDAD MENTAL

De vital importancia es considerar otro ingrediente fundamental para mantener el cerebro en plenitud: la actividad mental. Numerosos estudios avalan la importancia de ejercitar la memoria, aumentar el nivel de atención y mantener una actividad de tipo intelectual para no perder capacidad mental a lo largo de la vida.

Si a una buena alimentación y una correcta actividad mental se le suma un descanso reparador, durmiendo las horas necesarias, se consigue la fórmula ideal para la salud cerebral.

Insomnio

El insomnio se convierte en un grave problema para la salud de muchas personas y condiciona la aparición de algunas enfermedades, así como el agravamiento y la incidencia de muchas otras.

La sabiduría popular siempre ha intentado encontrar algunas pautas alimenticias para combatir la dificultad de conciliar el sueño. Actualmente existen numerosos criterios científicos que permiten aconsejar normas dietéticas para disminuir y evitar el insomnio. Su puesta en práctica puede conducir a sorprendentes resultados.

ELIMINAR LAS SUSTANCIAS EXCITANTES

La cafeína tiene una clara acción cerebral que impide conciliar el sueño. La metabolización de la cafeína requiere de un tiempo determinado que varía de unas personas a otras; igualmente es diferente el nivel de tolerancia que distintos individuos presentan a esta sustancia. Por ello la mejor recomendación es la abstención total de cafeína (café, té, guaraná, mate y bebidas de cola), en caso de que exista insomnio.

El alcohol también tiene un efecto negativo, ya que produce una excitación de centros nerviosos que provoca alteraciones del sueño, e impide que las horas que se duerme tengan su efecto beneficioso y reparador.

COMPROBAR QUE NO SE PADEZCAN ALERGIAS ALIMENTARIAS

El consumo de alimentos que producen alergia tiene una clara acción sobre la aparición de insomnio.

En este sentido, la alergia más comprobada, especialmente en niños, es la alergia a la proteína de la vaca.

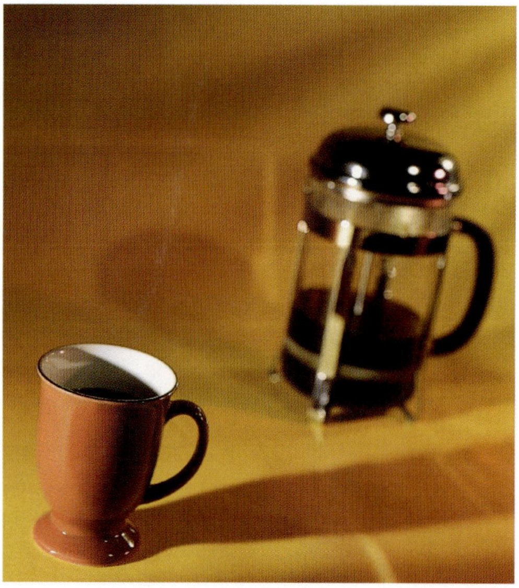

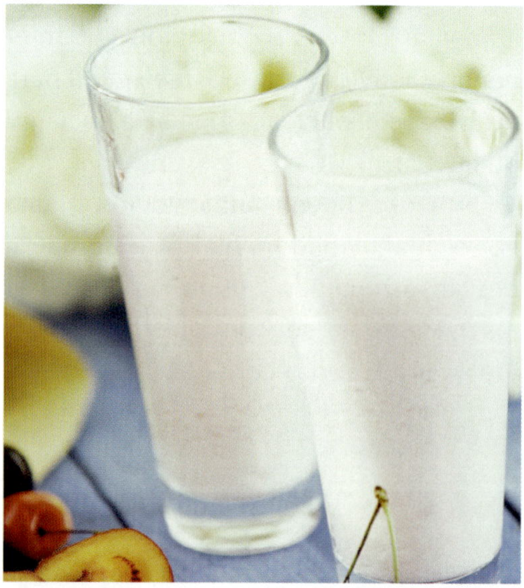

CONSUMIR UNA DIETA SUFICIENTE EN PROTEÍNAS

El metabolismo cerebral requiere de proteínas para múltiples funciones y una deficiencia proteica supone una situación de estrés metabólico cerebral.

El triptófano aminoácido –componente de las proteínas e imprescindible para la fabricación del neurotransmisor serotonina, implicado en la conciliación del sueño– debe ser aumentado en la dieta en caso de padecer insomnio (ver «Alimentos ricos en triptófano», página 148).

Una ingesta correcta de proteínas durante el día y confeccionar las cenas con una buena dosis de hidratos de carbono, una pequeña cantidad de aceite y algún alimento rico en triptófano (eso sí, sin abusar en la última comida del día de alimentos ricos en proteínas) constituye la mejor mezcla dietética para que se desencadene la producción de serotonina a nivel cerebral.

Una dieta correcta en proteínas es también beneficiosa para vencer el insomnio porque conlleva evitar deficiencias de vitaminas del grupo B, ya que muchas de ellas y en concreto la vitamina B_6 o piridoxina tienen efectos positivos en el metabolismo del triptófano.

AUMENTAR LA DOSIS DIETÉTICA DE MAGNESIO

Este importante mineral, que interviene en tantas reacciones metabólicas, cuando se ingiere en dosis suficientes tiene un efecto positivo en personas que padecen insomnio. Por ello es aconsejable asegurar una ingesta diaria de 400 miligramos (ver libro *Comida amiga*).

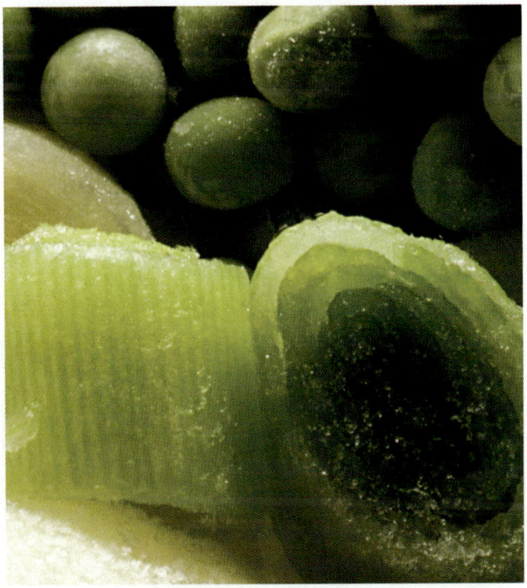

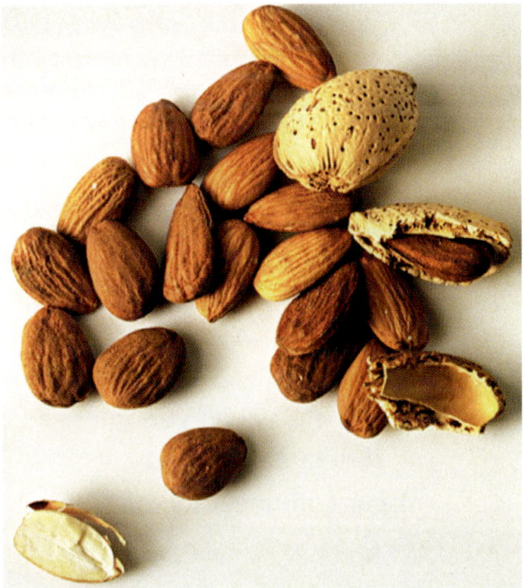

Cenas moderadas

El consumo excesivo de alimentos en la última comida del día es muy negativo para conciliar un sueño reparador, pero el ayuno es aún peor inductor del sueño. Por ello lo aconsejable es una cena moderada, con la composición recomendada anteriormente, y realizarla unas dos horas antes de ir a dormir.

Una mala práctica dietética para personas que padecen insomnio sería consumir cenas pobres en hidratos de carbono.

Ejercicio físico

La práctica de ejercicio físico tiene una acción directa en la correcta utilización del triptófano que permita las reacciones cerebrales que inducen el sueño.

EJEMPLO DE CENA IDEAL PARA EVITAR EL INSOMNIO

Combinando alimentos que aportan hidratos de carbono complejos (cereales, patatas, legumbres) con alimentos ricos en triptófano se puede elaborar cenas equilibradas y muy saludables.

Un ejemplo podría ser:

Arroz o patatas con guisantes
Tortilla de calabaza
Yogur con nueces y miel

Migrañas

El dolor de cabeza o cefalea es una de las dolencias más frecuentes y que se puede padecer a cualquier edad. Siempre requiere una consulta médica porque tras un síntoma tan común pueden esconderse importantes problemas de salud.

Entre todas las cefaleas, las migrañas están en un tanto por ciento importante relacionadas con hábitos alimenticios y características de los alimentos.

Siempre sería adecuado que la persona que padece migrañas controlase varios aspectos de su dieta.

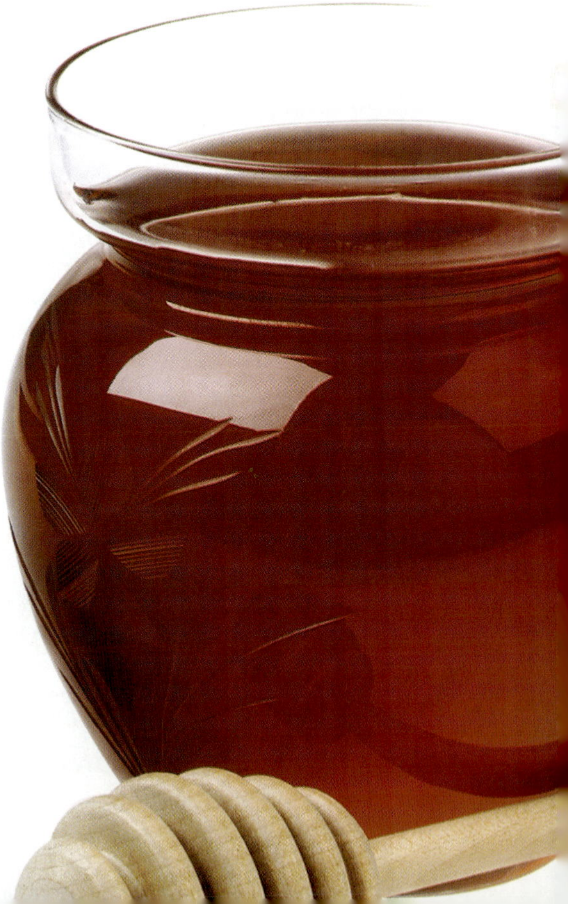

REALIZAR COMO MÍNIMO TRES COMIDAS AL DÍA

Es la primera pauta que se debe imponer para controlar los molestos dolores de cabeza, puesto que las horas de ayuno que existen entre las comidas pueden condicionar bajadas de glucosa en sangre que desencadenan una serie de reacciones metabólicas de compensación que pueden ocasionar el inicio de las migrañas.

Es especialmente importante que en cada comida se incluyan alimentos con hidratos de carbono de absorción lenta (arroz u otros cereales, pan, pasta, patatas o legumbres) y pequeñas cantidades de proteína, para controlar los niveles de glucosa en sangre. Consumir solo alimentos con azúcares de absorción rápida puede ocasionar bajadas de glucosa por la respuesta de insulina que provocan.

De especial importancia es el desayuno que debe realizarse a primera hora de la mañana para cortar el largo período de ayuno nocturno.

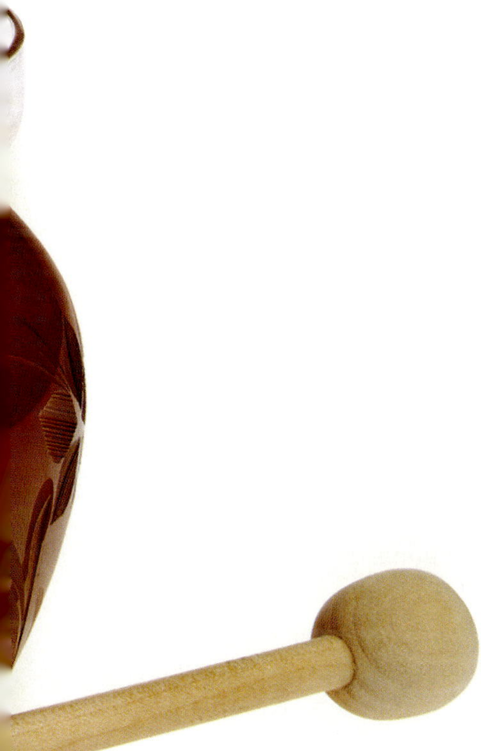

EVITAR DIGESTIONES PESADAS

El exceso de grasa en las comidas supone un mayor tiempo de permanencia en el estómago de los alimentos, una mayor secreción de bilis y un mayor trabajo metabólico para el hígado. Igualmente una comida excesivamente copiosa requiere de un gran esfuerzo digestivo.

Muchas crisis de migraña se desencadenan por una sobrecarga digestiva y por ello lo aconsejable es la moderación en la grasa y en las cantidades.

En personas con sobrepeso que sufren migrañas, se ha comprobado que disminuyen o desaparecen las crisis cuando realizan dietas de adelgazamiento y vuelven a aparecer al abandonarlas y aumentar de nuevo la ingesta de grasa.

SUPRIMIR EL CONSUMO DE ALIMENTOS QUE DESENCADENAN LA MIGRAÑA

Descubrir si existe algún alimento tras cuya ingesta aparezca dolor de cabeza es de suma importancia para no estar cometiendo un personal error dietético de forma continuada. El calificativo de «personal» se da porque no se puede generalizar qué alimentos desencadenan migraña: pueden ser alimentos tan habituales y ligeros en grasa como las cebollas y naranjas u otros que lo único que tienen en común es su mayor contenido graso, como los frutos secos o el chocolate. Se debería hablar de una intolerancia personal específica.

En algunos alimentos en cuya elaboración intervienen procesos de fermentación o de maduración, como los quesos, embutidos, vinos, cervezas... aparecen sustancias derivadas de los aminoácidos (tiraminas) que son potentes desencadenantes de migrañas.

Disminuir el consumo de alimentos con aditivos alimentarios

Muchos alimentos preparados que en la actualidad son de consumo habitual y que no suponen ningún problema para muchas personas son el desencadenante continuado de frecuentes migrañas en individuos sensibles a determinados aditivos.

Numerosos preparados alimenticios contienen potenciadores de sabor, los muy utilizados glutamatos, que se numeran de E-620 a E-625. Sería interminable la lista de alimentos en que se utilizan: salsas, sopas, platos precocinados... El problema radica en que la persona con

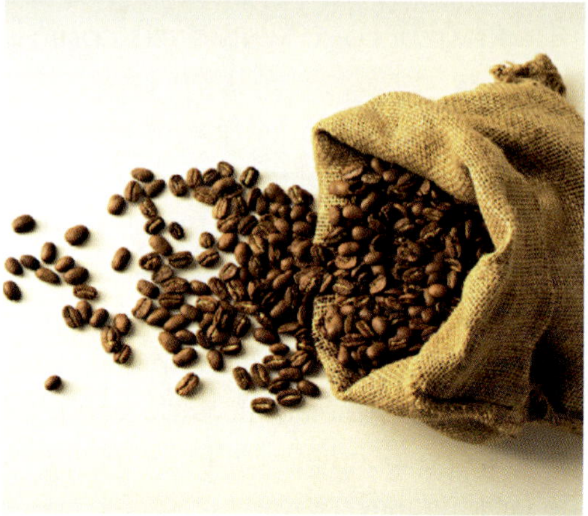

una intolerancia a estos aditivos puede estar sufriendo migrañas repetitivas sin que haya otra posible solución más que suprimir todos los alimentos que contengan glutamatos.

Otros aditivos que pueden ocasionar migraña son los nitritos. Se utilizan principalmente en preparados cárnicos y embutidos. El óxido nítrico, que se genera tras la ingestión de sales nítricas pero que también se puede formar en el organismo por el propio metabolismo en varias células del cuerpo (entre ellas las neuronas cerebrales), se comporta como un potente radical libre y un vasodilatador desencadenante de cefaleas.

Valorar el efecto particular de la cafeína

La cafeína puede aliviar y prevenir la migraña en algunas personas e inducirla o aumentarla en otras.

Es importante observar si las cefaleas aumentan o disminuyen en días o épo-

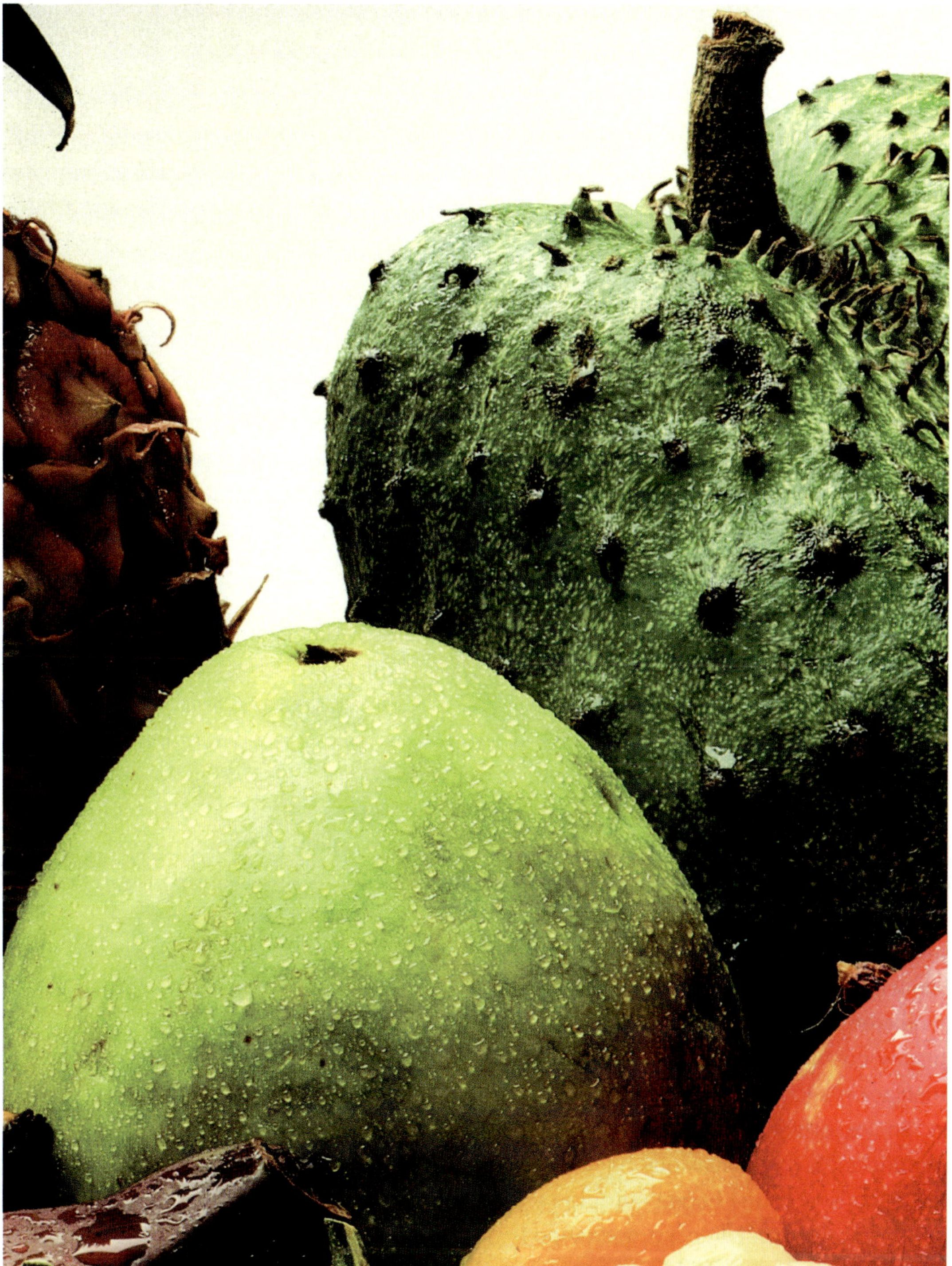

cas del año en que se consuman más o menos bebidas con cafeína.

Controlar la ingesta de alcohol

Es frecuente la aparición de migrañas tras la ingesta de alcohol, y también se describen crisis provocadas por el consumo de determinadas bebidas alcohólicas. Ante estos casos, la única solución es la abstención de toda bebida que cause cefalea.

Demencias: cuando comer es un problema

La pérdida de un correcto funcionamiento cerebral, debido a un gran número de causas, condiciona un estado de demencia.

En la sociedad actual ha aumentado de una manera espectacular el número de personas con demencias, debido principalmente al gran incremento de la esperanza de vida.

Felizmente, existen personas que llegan a edades muy avanzadas con una plenitud mental, pero otras se encuentran en situación de deterioro cerebral por lo que requieren de una atención personal compleja y continua en la que una buena alimentación adquiere una importancia vital.

En los estados de demencia se dan circunstancias orgánicas que hacen muy difícil conseguir una buena nutrición y a la vez se provocan carencias que empeoran el estado general de los enfermos.

Para las personas con demencia comer se convierte en un problema: no aceptan algunos alimentos, tienen problemas para masticar y tragar, están inapetentes o solo quieren determinados productos (de los que pueden hacer verdaderos abusos, especialmente de los dulces) y se atragantan con mucha facilidad.

Por ello es necesario recurrir a una serie de estrategias dietéticas que faciliten las comidas y aseguren una buena nutrición, algo que resulta absolutamente necesario para controlar la progresión de la enfermedad, e incluso mejorar el estado y calidad de vida y sobre todo evitar que aparezcan nuevos problemas debidos a la desnutrición.

Como en la alimentación de los bebés, se debe conocer y aprovechar una amplia gama de alimentos y preparados que se adaptan al tipo de comidas que aceptan y toman con facilidad las personas con problemas de demencia. Así ha de recurrirse a papillas de cereales, concentrados de proteínas…

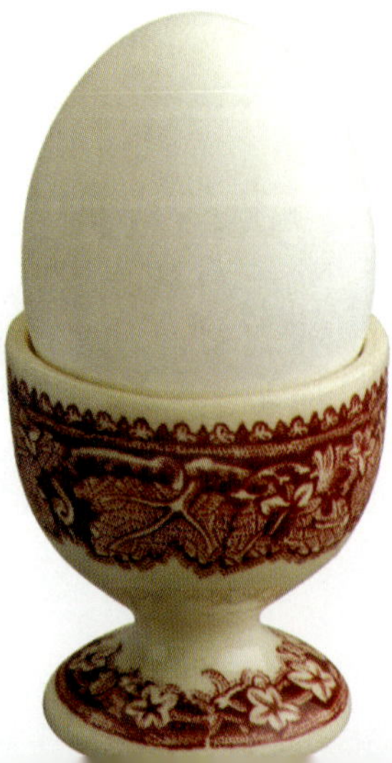

Es fundamental tener presente que estas personas pueden tener muy disminuidas muchas funciones mentales pero no tienen disminuida la afectividad y la sensibilidad, por ello la comida puede ser una fuente de placer y de satisfacción muy importante que se les debe proporcionar. Para conseguirlo la primera norma es: «no caer en una dieta monótona».

Por muy completos que sean algunos preparados, los cuales ayudan mucho a conseguir una correcta nutrición, no se debe caer en el error de alimentar a alguien exclusivamente con estos productos o con cocinados repetitivos. Hay que agudizar la imaginación y el cariño, y variar las preparaciones con frutas, verduras, pasta, arroz, legumbres, patatas..., completarlas con otros productos altamente nutritivos y conseguir así una gama amplia de sabores salados y dulces, recurriendo al azúcar y la miel, si no existen contraindicaciones por otros problemas de salud, o a los edulcorantes.

Una buena planificación de la comida se basa en varios conceptos dietéticos que se deben cumplir a diario y se pueden resumir en siete recomendaciones con sus estrategias correspondientes para hacerlas posibles:

1 ■ Asegurar una buena dosis de proteínas

Evitar la carencia de proteínas es la primera y fundamental pauta dietética que se debe conseguir en la alimentación diaria porque es imprescindible para evitar un mayor deterioro de las funciones cerebrales, de la musculatura, la piel y la inmunidad.

Se debe asegurar la ingesta de un gramo de proteínas por cada kilo de peso corporal y por día; es decir una persona de 70 kilos de peso necesita diariamente 70 gramos de proteínas. Por ello es importante ir sumando el aporte de proteínas que se consigue introducir en cada comida.

Las proteínas de origen animal tienen la mejor calidad; también sus derivados como el jamón o los preparados de proteínas de pescado conocidos como «surimi» son excelentes, fáciles de masticar y de muy buena aceptación. Como siempre el pescado y marisco se recomienda por sus numerosas virtudes nutricionales: aporte de ácidos grasos omega-3, yodo...

El problema aparece cuando alimentos como la carne o el pescado son rechazados, incluso cuando se trituran, o cuando solo aceptan pequeñísimas cantidades de estos productos ricos en proteínas. Para solucionar esta carencia se debe recurrir a otros alimentos que asegurarán la dosis correcta de proteína en la dieta diaria:

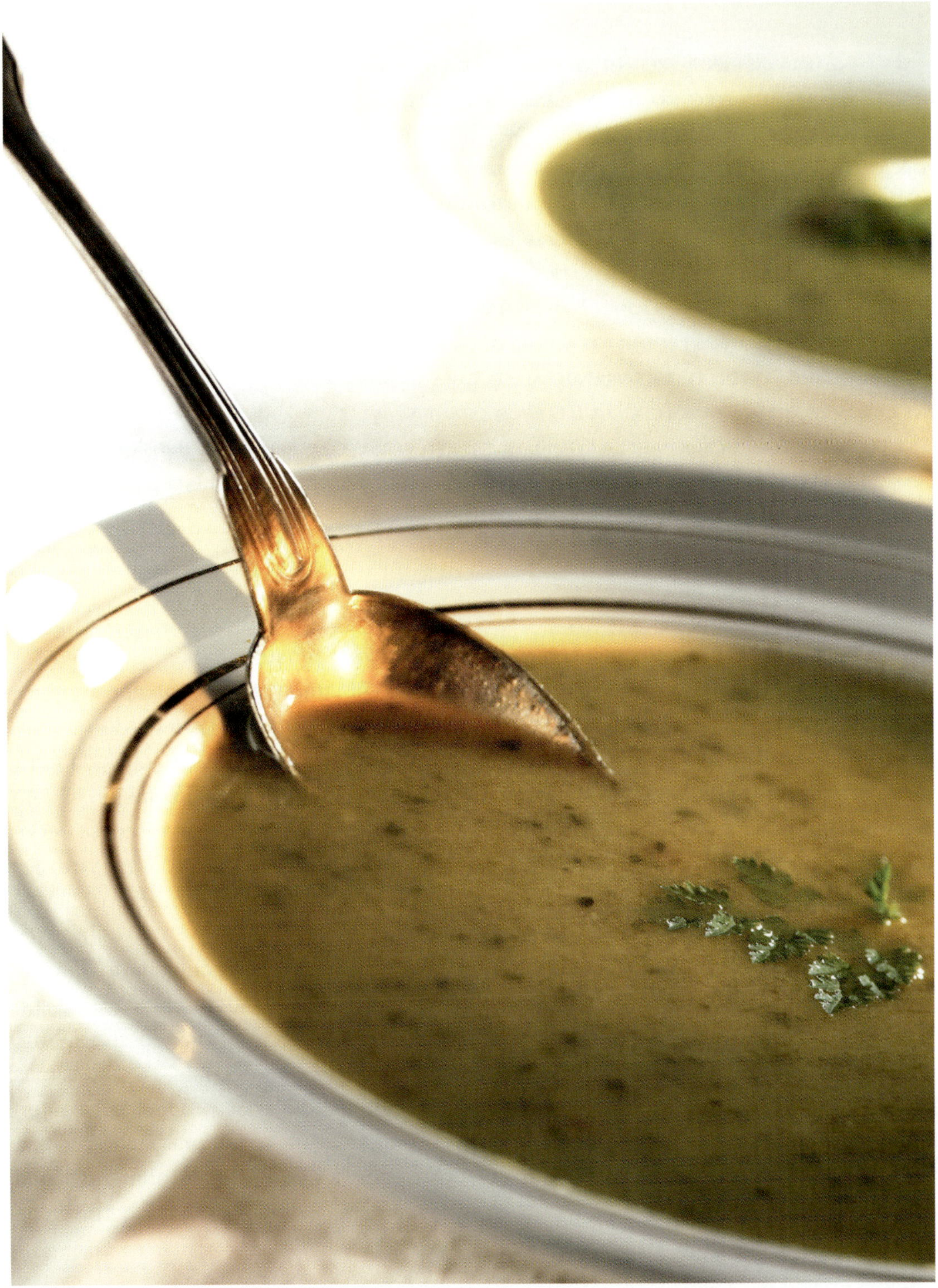

El huevo

Es un alimento con una proteína de máxima calidad y su clara cocida es tolerada perfectamente incluso por personas con problemas de aparato digestivo delicado; no contiene grasa ni colesterol y se puede considerar una pura proteína.

Es recomendable introducir dos claras cocidas diarias (cada clara aporta unos 4 o 5 gramos de proteína), que se pueden triturar en purés, o picar finamente y añadirlas a sopas, verduras, arroz, pasta y legumbres.

El consumo de cuatro huevos enteros semanales está igualmente aconsejado.

Concentrado de proteínas

Existen concentrados en polvo de proteínas, muchos de los cuales están elaborados con proteínas de soja, sin contenido graso, y resultan de muy fácil disolución.

Si la concentración en proteínas de estos preparados es de un 90%, supone que una cucharada sopera colmada aporta unos 10 gramos de proteína, lo que permite calcular con facilidad la dosis que se suplementa. Se pueden utilizar varias cucharadas al día.

Cualquier puré, papilla de cereales, de frutas, o yogur, se puede enriquecer con estos concentrados, facilitando así poder alcanzar la dosis necesaria de proteínas diarias.

Levadura de cerveza

Las levaduras son alimentos con una gran concentración de proteínas (un 50%) y de vitaminas del grupo B. Se comercializan en forma de finos copos semejantes a las papillas de cereales.

El sabor de la levadura de cerveza, que recuerda al de los cereales, resulta agradable mezclado con preparaciones de vegetales, caldos o yogur.

Una dosis diaria de 10 gramos (dos cucharadas soperas rasas), contribuye a cubrir las necesidades de proteínas y asegura un buen aporte de vitaminas, entre ellas el ácido fólico cuyo consumo ha de aumentarse en los casos de demencias.

Germen de trigo

El germen de trigo se presenta en su forma más natural en forma de pequeños copos, de aroma y sabor muy agradable. Es un alimento rico en proteínas, antioxidantes y aporta una alta dosis de vitamina E, de vital importancia en la protección cerebral.

Su apetecible sabor lo hace adecuado para mezclarlo tanto en preparaciones dulces como saladas.

Se recomienda una dosis de 1 o 2 cucharadas soperas diarias.

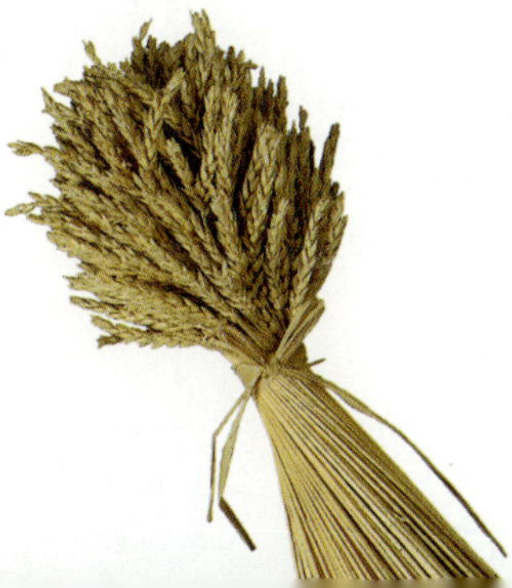

QUESOS

Los quesos son alimentos de una alta concentración en proteínas. Un queso curado contiene un 35% de proteínas, el queso fresco aporta sobre el 12% y los quesos fundidos en porciones tienen una concentración del 15%, lo que supone que un queso en porciones de 20 gramos aporta 3 gramos de proteínas.

Existen quesos desnatados en porciones, o quesos frescos desnatados, de suaves sabores y texturas, que se trituran en purés mejorando el sabor y la consistencia, o se pueden añadir finamente troceados a distintas preparaciones culinarias.

2 MANTENER UNA CORRECTA HIDRATACIÓN

Uno de los grandes problemas que se presentan es la mala aceptación y dificultad de tragar los líquidos, por ello se hace difícil conseguir que la dieta aporte la dosis necesaria de agua. La solución está en hacer preparaciones muy líquidas: purés, papillas... y aportar cada día una ración diaria de agua en forma de gelatinas.

LAS GELATINAS

Las gelatinas son proteínas de origen animal, con una característica textura gelatinosa que da nombre a estos pro-

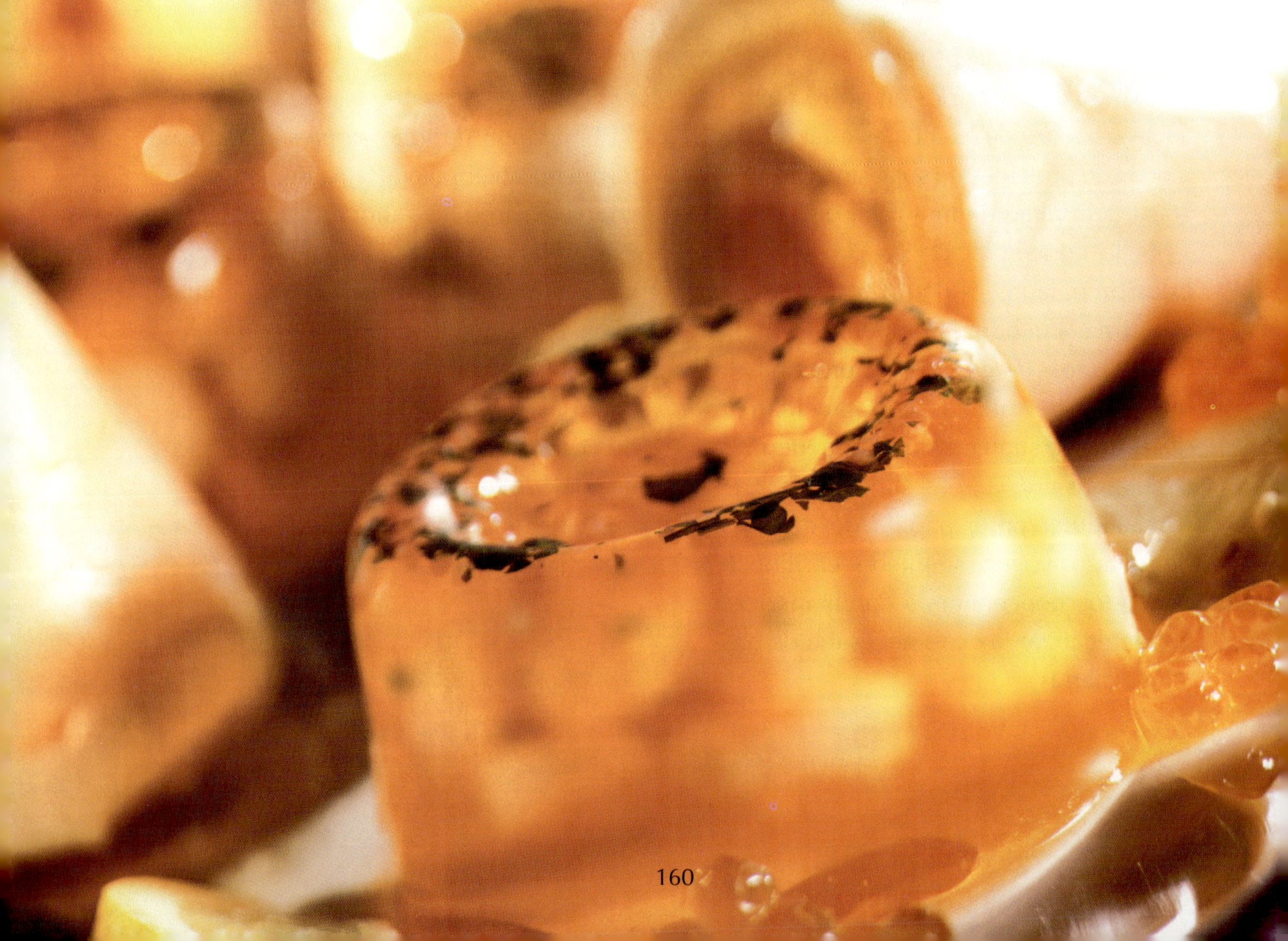

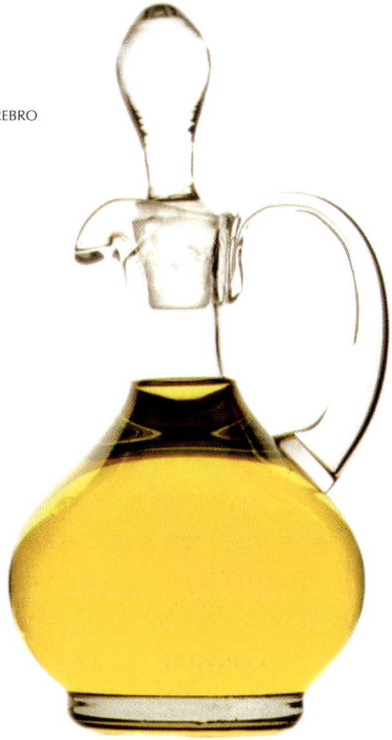

ductos. Se comercializan como polvos secos que se disuelven en agua caliente y al enfriarse forman unos bloques que permiten administrar una buena cantidad de agua sin que el enfermo se atragante.

Se presentan en forma de gelatinas neutras en polvo con una concentración del 85% de proteína (que suponen también un excelente aporte de proteínas) y en preparados de sabores dulces muy agradables, con azúcares y aromas añadidos y una menor concentración de proteínas del orden del 2%.

▪ El agar-agar

Las algas tienen una fibra de textura gelatinosa y de ellas se elabora el agar-agar que se comercializa en forma de tiras blancas transparentes o en polvo. Su preparación es igual que la de las gelatinas, se disuelve en agua caliente y al enfriarse forma un bloque gelatinoso, sin sabor y sin aporte de calorías ni nutrientes, puesto que solo es fibra. Su función principal será la de evitar el estreñimiento, además de facilitar la ingesta de agua.

3 ▪ No olvidar el aceite

Utilizar un buen aceite de oliva supone muchas ventajas para mejorar la calidad de la nutrición:

▪ Mejora la textura de muchas preparaciones culinarias, especialmente las elaboradas con alimentos muy pobres en grasa (como una merluza hervida o un puré de verduras), porque esta característica de contener poca grasa provoca una sensación de sequedad en la boca, que los hace difíciles de engullir.

Por ello es conveniente añadir aceite crudo a todas las preparaciones; así se evitarán muchos atragantamientos.

▪ Aumenta la dosis de vitamina E y antioxidantes de la dieta, además de ser un alimento cardiosaludable que ayuda al aumento de la lipoproteína protectora HDL.

▪ Supone un buen aporte de calorías, muy necesarias para personas que comen poca cantidad de alimentos y es uno de los recursos dietéticos para evitar el adelgazamiento que comporta deterioro corporal y mental.

Un buen aporte de aceite evita que se movilice la masa muscular y ayuda a un mejor aprovechamiento de las proteínas de la dieta para todas las funciones vitales en las que son necesarias.

Contribuye de un modo importante al buen estado, elasticidad e hidratación de la piel y a evitar el estreñimiento.

Por todas estas razones se recomienda un mínimo de 3 cucharadas soperas de aceite al día. Cada cucharada sopera aporta unas 90 kilocalorías; por ello el aceite se convierte en un comodín que nos permite aumentar el consumo calórico sin aumentar el volumen de la comida.

Aun en casos de obesidad no se debería disminuir la dosis de aceite a menos de 2 cucharadas soperas al día.

Hay que atreverse a añadir aceite a cualquier alimento, como por ejemplo: una sopa, licuados, purés y papillas o yogur. Batiendo bien el aceite en el producto se hace inapreciable y de buena aceptación.

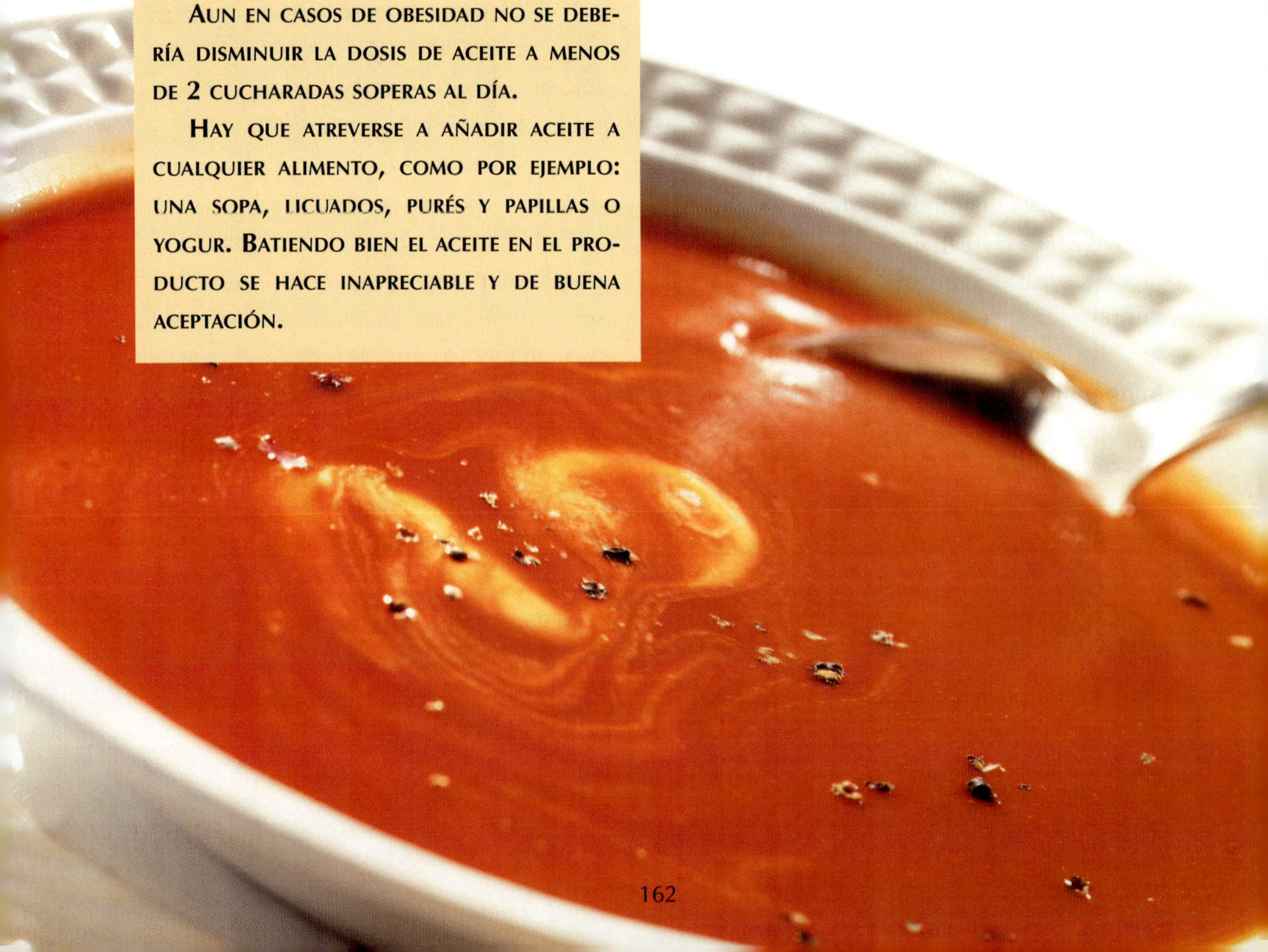

4 ■ Aumentar la dosis de calcio y minerales

Es fundamental conseguir una correcta dosis de minerales para asegurar el mejor funcionamiento de todo el metabolismo, incluyendo el del cerebro.

La necesidad de calcio aumenta con la edad y en circunstancias de mala absorción o de falta de ejercicio físico, y las funciones de este mineral son múltiples en el organismo; entre ellas está la de colaborar en la transmisión del impulso nervioso. Hay que evitar dietas bajas en calcio, especialmente en las personas mayores.

■ Lácteos o sustitutos

La leche y sus derivados, quesos, cuajada, yogur y postres lácteos, son los alimentos con mayor concentración de calcio y en la actualidad existe una gran gama de lácteos enriquecidos con calcio, desnatados o con tipos de grasas saludables añadidas (ver libro *Comida amiga*).

Incorporar en la alimentación diaria una buena dosis de lácteos para conseguir un aporte de unos 1.200 miligramos de calcio constituye un seguro de salud y de mejoría en la calidad de vida.

Incluso existen leches bajas en lactosa que mejoran la aceptación de este buen alimento en personas con baja tolerancia al azúcar de la leche. No obstante, en el caso de que se observe una mala tolerancia a cualquier tipo de leche y a sus derivados, se puede optar por los preparados de soja: bebidas de soja, postres de soja…, enriquecidos con calcio, que son excelentes sustitutos, con los que se pueden elaborar las mismas preparaciones culinarias que se realizan con los lácteos: salsa bechamel, pasta de croquetas, papillas...

■ Los frutos secos

La introducción de frutos secos en la dieta habitual, tan recomendados como una pauta de protección cardiovascular, no se debería abandonar aunque existan problemas de masticación, ya que estos alimentos se pueden triturar y añadir a muchos platos y preparados.

Su riqueza en minerales (magnesio, manganeso, hierro…), en vitamina E y el buen aporte de grasa cardiosaludable, los convierte en alimentos de alto valor nutritivo para personas con problemas de demencia.

Se recomienda una dosis diaria de 10 a 15 gramos.

■ Semillas de lino

Entre las semillas comestibles, las de lino se utilizan además de por su aporte de minerales como una de las mejores y más económicas fuentes de fibra dietética. Se pueden triturar muy finamente y añadir a purés, yogur o papillas. Son muy eficaces para evitar el estreñimiento.

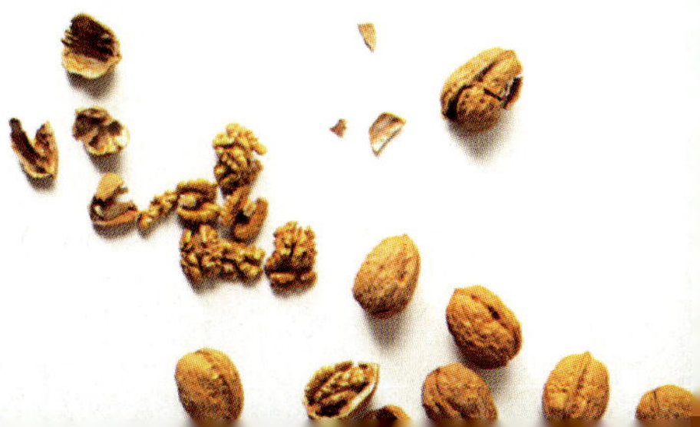

5 ■ La importancia del aporte de bacterias lácticas

El aporte diario de bacterias lácticas tiene tantos beneficios para la salud de toda la población, que se debería convertir en una práctica habitual de la dieta el consumo de alimentos que las contengan. En personas mayores y con problemas de salud como las demencias, sus efectos positivos adquieren, si cabe, una mayor importancia.

Basta recordar que las bacterias lácticas contribuyen a una mejor absorción de los nutrientes de toda la dieta, favorecen la elaboración de defensas y colaboran en evitar el estreñimiento (entre otros efectos positivos) para comprender la necesidad de un aporte continuado. Por ello se recomienda el consumo diario de yogur con bacterias lácticas vivas y en el caso de que se rechace este alimento se debe recurrir a otros preparados que las contengan como ampollas o viales de fácil introducción en la alimentación de personas con demencias.

6 ■ Asegurar una alta dosis de antioxidantes

La necesidad de antioxidantes aumenta en la mayoría de enfermedades y muy especialmente en las del sistema nervioso. Una deficiencia de estas sustancias protectoras acelera el deterioro y el avance de la enfermedad.

Para conseguir un buen aporte se debe recurrir a preparar las frutas y hortalizas de formas concentradas que permitan, en poco volumen y sin gran esfuerzo, pasar una gran cantidad de antioxidantes:

■ Papillas de frutas

Las papillas de frutas facilitan la toma de una cantidad suficiente de estos alimentos básicos. Se pueden combinar diversas frutas y mezclarlas con productos lácteos o preparados de soja para hacerlas más suaves, apetecibles y nutritivas.

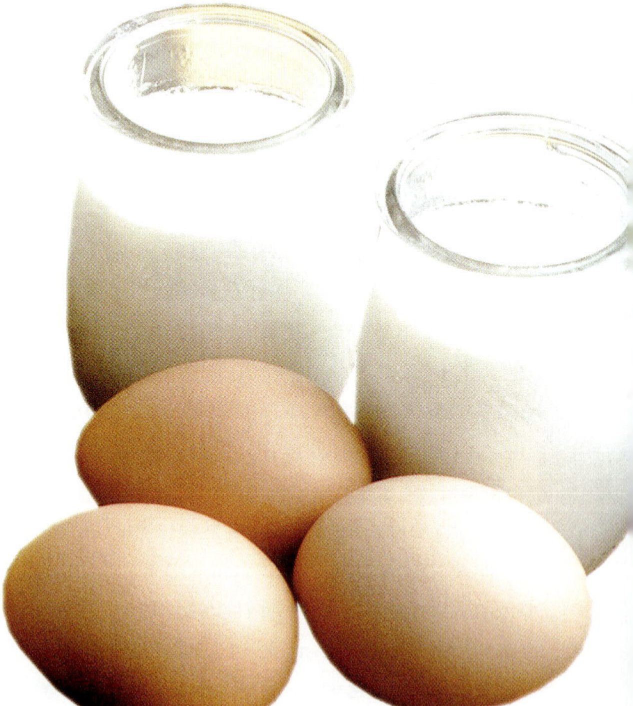

Licuado

Los licuados de vegetales: zanahorias, lechugas, coles… son el mejor sistema de introducir las ensaladas en la dieta de personas con problemas de masticación. De este modo se obtienen unas bebidas no excesivamente líquidas que se pueden mezclar con frutas para aumentar la gama de sabores y texturas.

Polen

El polen es un producto de la colmena que resulta un condensado de sustancias antioxidantes y de gran riqueza en proteínas. Se puede añadir a papillas de frutas, licuados o yogur aumentando así la ingesta de sustancias antirradicales libres.

El polen se puede consumir a diario y es recomendable la dosis de una cucharada sopera al día.

7 ■ Conseguir la textura adecuada

Como gran parte de la alimentación de las personas que padecen demencia debe ser triturada, por las dificultades de masticar y tragar que se presentan con el avance de la enfermedad, es importante conseguir la textura adecuada, que no tiene que ser ni demasiado líquida ni demasiado espesa, porque estos dos extremos crean problemas de deglución.

La textura mejor tolerada es semejante a la que tiene un yogur. Por ello es aconsejable diluir o espesar cada preparado alimenticio hasta conseguir ese punto de densidad, untuosidad y espesor.

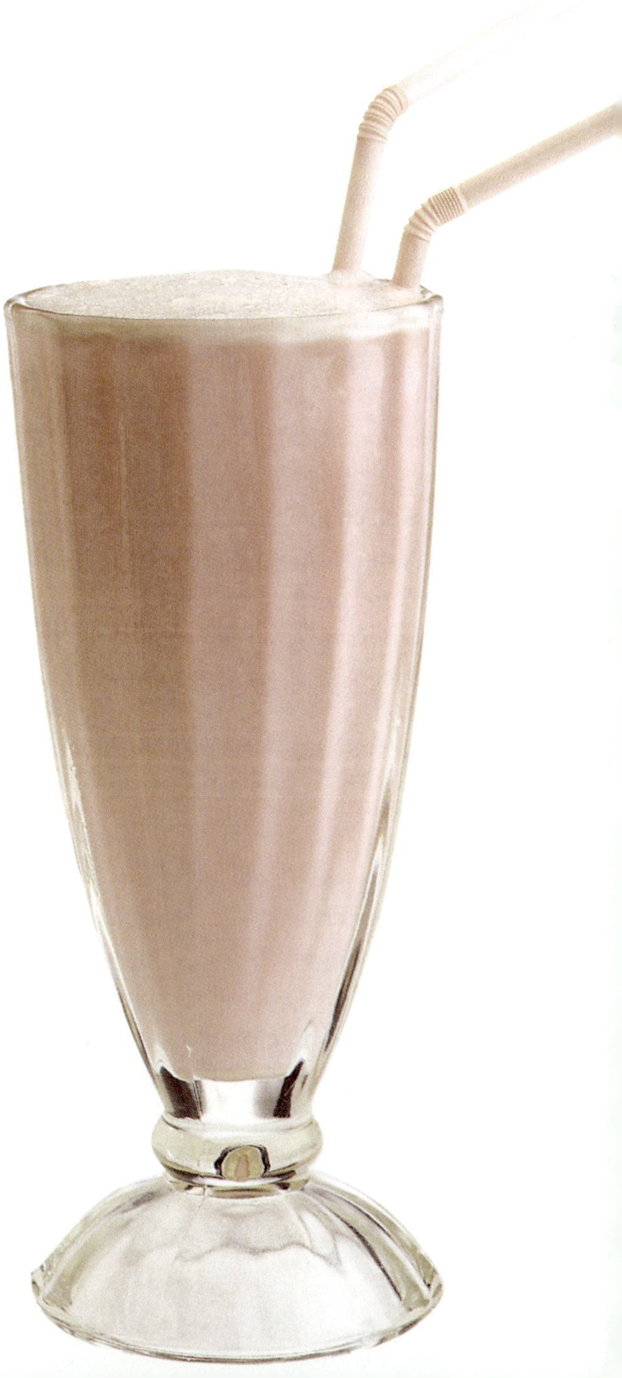

Preguntas clave

1. ¿Se aumenta el rendimiento intelectual con el ayuno?

Rotundamente no, el estar en ayuno puede provocar desde una dificultad de aprendizaje hasta numerosas faltas de concentración que conducen a los más variados accidentes. *Para iniciar una jornada de trabajo en las mejores condiciones lo primero que se debe hacer es «desayunar» y para mantener un óptimo rendimiento intelectual a lo largo de todo el día realizar varias tomas de alimento.*

El conocimiento del complejo metabolismo cerebral, que requiere un aporte continuado de sustancias para desarrollarse con total plenitud y corrección, avala la necesidad de comer varias veces al día.

2. ¿Existen alimentos peligrosos para la salud del cerebro?

Todos los alimentos que aportan mucha grasa, y especialmente los ricos en grasa saturada y colesterol, junto con las bebidas alcohólicas son los grandes deterioradores del cerebro si se consumen en exceso.

Existe una relación directa entre dietas en las que abundan estos alimentos y el desarrollo de demencias.

3. ¿Los antioxidantes son importantes para mantener la plenitud mental toda la vida?

Numerosos estudios científicos plantean la gravedad de las deficiencias de antioxidantes y su incidencia en la aparición cada día mayor de demencias seniles en los países económicamente desarrollados.

Una dieta rica en antioxidantes a lo largo de toda la vida constituye un importante factor de protección del tejido cerebral y se debería practicar continuadamente para mantener esa deseada plenitud mental.

4. ¿Una buena dieta puede colaborar en el control de las depresiones?

Una dieta que mantenga el organismo en el mejor estado nutritivo, sin carencias de vitaminas del grupo B ni de minerales y que aporte las dosis adecuadas del aminoácido esencial «triptófano», es un factor óptimo para potenciar el buen funcionamiento del metabolismo cerebral.

La carencia de cualquiera de estas sustancias condiciona un bajo estado anímico.

Especialmente en personas a quienes la depresión provoca una inapetencia o el rechazo de muchos alimentos, cayendo en dietas muy desequilibradas o desnutritivas, se debe recurrir a suplementos dietéticos para conseguir un equilibrio nutricional. En estos casos se puede suplementar la alimentación diaria con levadura de cerveza, concentrados de proteínas, espirulina, ginseng, jalea real...

5. ¿Hay algún tipo de grasa beneficiosa para el cerebro?

Está comprobado que el consumo de ácidos grasos omega-3 provenientes del pescado y otros alimentos es un factor de protección contra el desarrollo de demencias. *Este tipo de grasa es una de las más beneficiosas para el cerebro.*

Otro componente de las grasas, los fosfolípidos o lecitinas, son altamente recomendables para la salud y el correcto funcionamiento cerebral, por ello el consumo de los alimentos que la contienen –huevos, legumbres, germen de cereales y frutos secos– comporta múltiples beneficios.

6. ¿La cafeína es perjudicial para el cerebro?

La cafeína aumenta la atención y retentiva mental, y no perjudica al cerebro si no se sobrepasa la dosis que cada persona tolera correctamente. *Hay personas que no tienen ninguna tolerancia a la cafeína porque les provoca mucho nerviosismo, agitación, temblores... sin olvidar que está contraindicada en casos de hipertensión.*

Sobre la cafeína no se puede dar una recomendación general, porque incluso en algunas personas es causa de migrañas y en otras constituye un alivio casi inmediato consumir cafeína cuando se inicia la crisis de migraña.

7. ¿La cena que se consuma influye en la conciliación del sueño?

La cena puede ser causa directa de insomnio si contiene sustancias excitantes, alcohol, o es excesivamente copiosa, entre otros factores.

Una cena ligera pero que aporte glucosa a través de los alimentos que contienen hidratos de carbono, con un óptimo contenido en triptofano, sin abuso de proteínas y con un ligero contenido de grasas saludables es la mejor receta para conciliar el sueño plácidamente.

8. ¿Existen pautas dietéticas para prevenir el Alzheimer?

Gracias a numerosos estudios se pueden recomendar unas pautas dietéticas muy fáciles de practicar que se convierten en una norma de prevención frente al deterioro cerebral. Estas buenas normas son:

- *Consumo de pescado, que es una excelente fuente de proteínas y de grasas saludables.*
- *Buen aporte de antioxidantes, consumiendo todos los vegetales que los aportan y protegen el tejido cerebral.*
- *Mantener una óptima mineralización del organismo, para evitar los más variados desequilibrios metabólicos. Se debe asegurar a lo largo de toda la vida que no aparezcan deficiencias de minerales; esto se consigue con una dieta variada y recurriendo a la suplementación cuando sea preciso.*
- *Aumento específico de vitamina E, ácido fólico, y vitaminas B_6 y B_{12}, con el consumo continuado de los alimentos que aportan estas vitaminas.*
- *Disminución del consumo de grasas saturadas y colesterol, vigilando la composición de las grasas que aportan diariamente los alimentos.*
- *Máximo control del consumo de alcohol valorando la tolerancia personal.*
- *Moderación en la comida, que evita la obesidad y comporta el mantenimiento de un correcto peso corporal.*

¿Se puede realizar alguna norma más para mantener un óptimo funcionamiento cerebral?

EXISTE UNA NORMA IMPORTANTÍSIMA Y FÁCIL DE REALIZAR: MANTENER LA ACTIVIDAD MENTAL, LO QUE ES LO MISMO QUE MANTENER EL INTERÉS POR LA VIDA Y VALORARLA EN EL MÁS AMPLIO SENTIDO DE LA PALABRA.

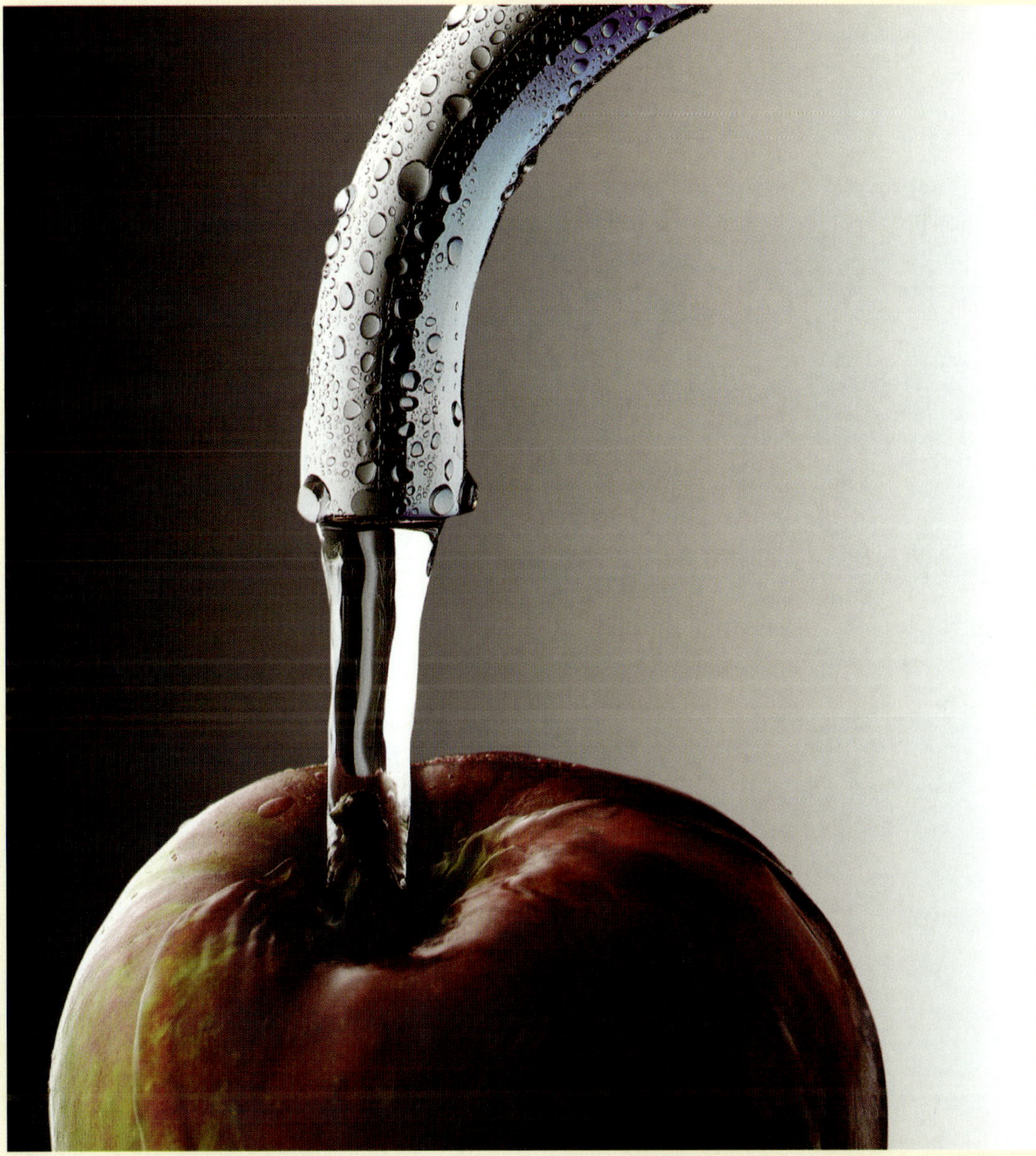

Notas

Notas

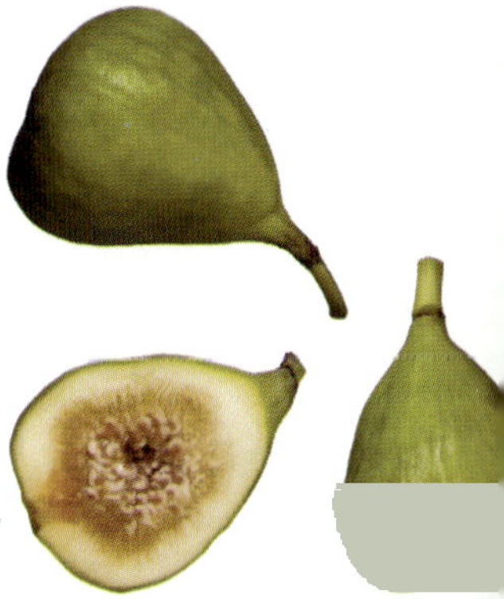

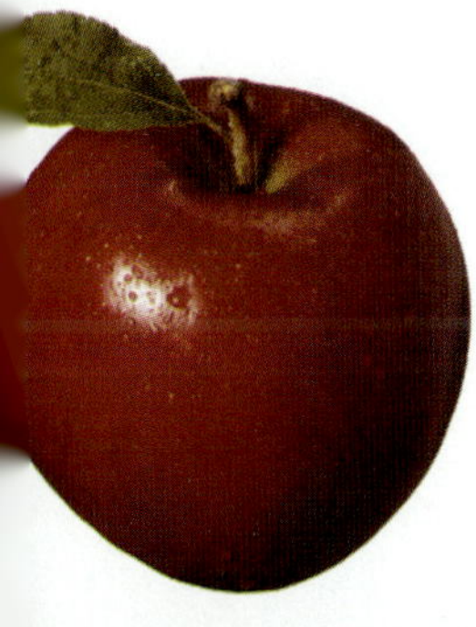

Notas

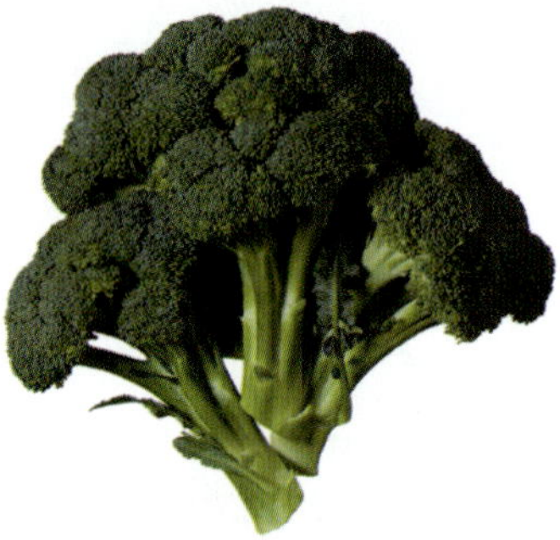

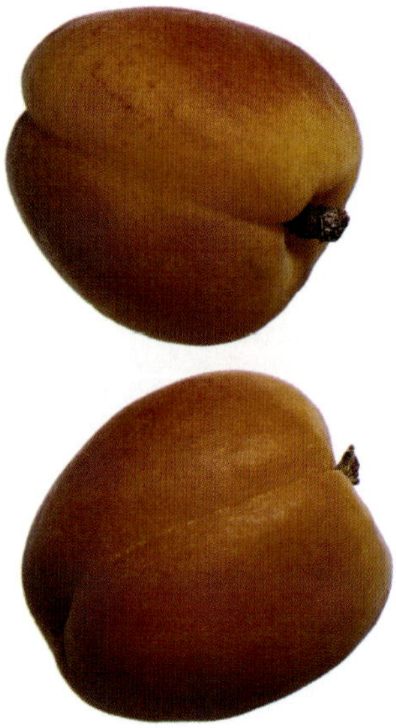

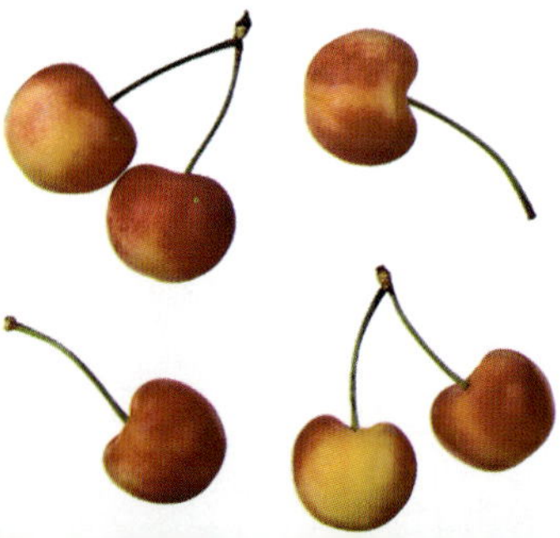

Notas

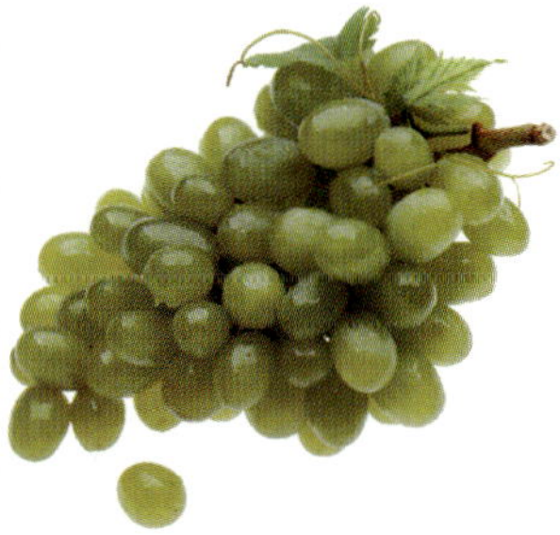

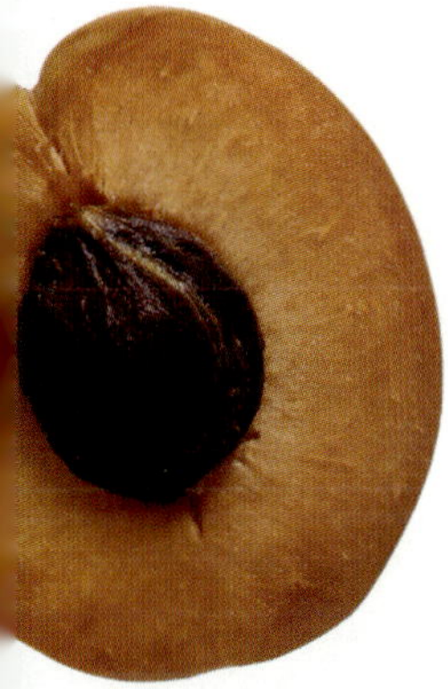

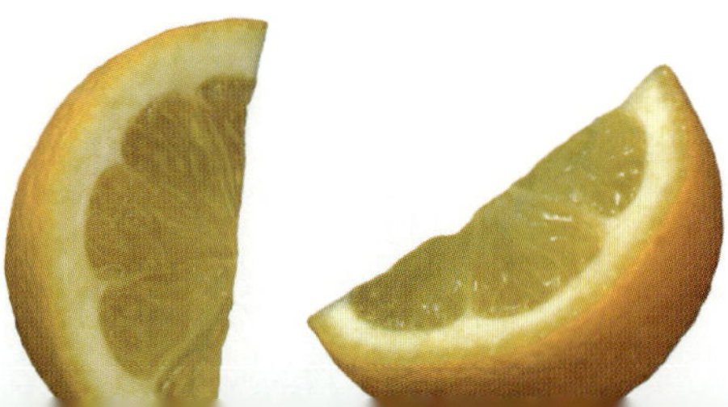

Notas

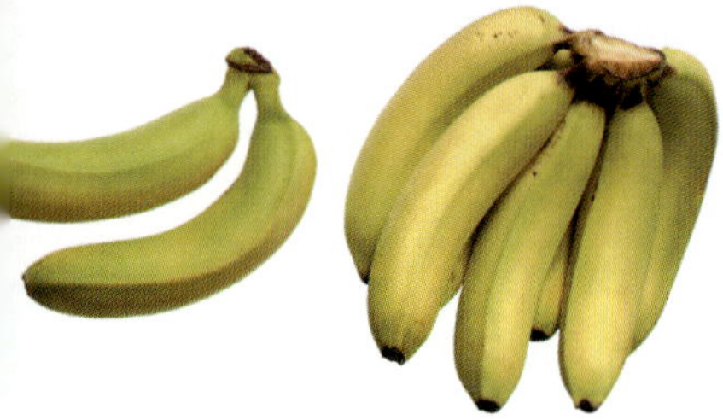

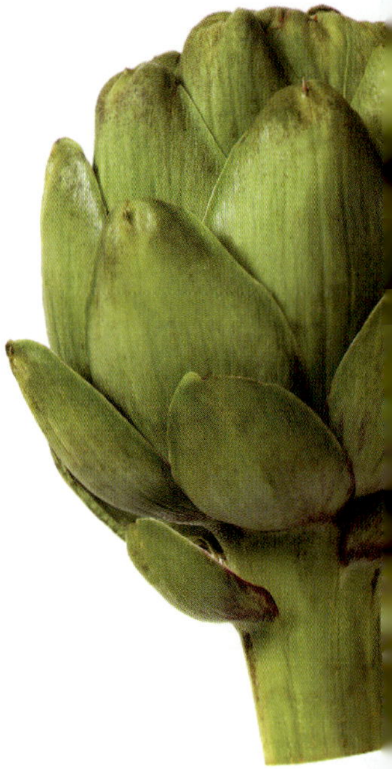

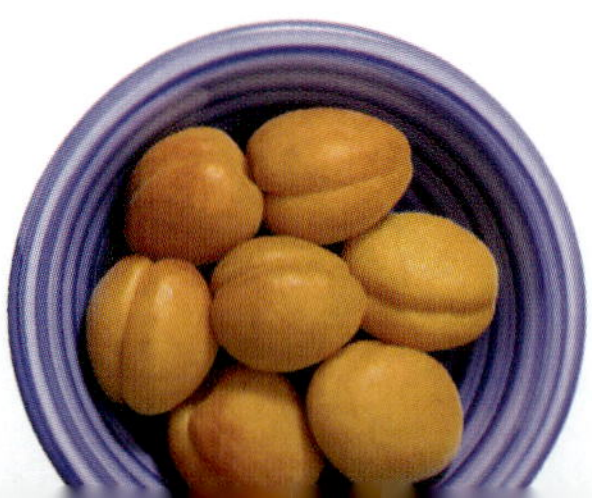

Notas

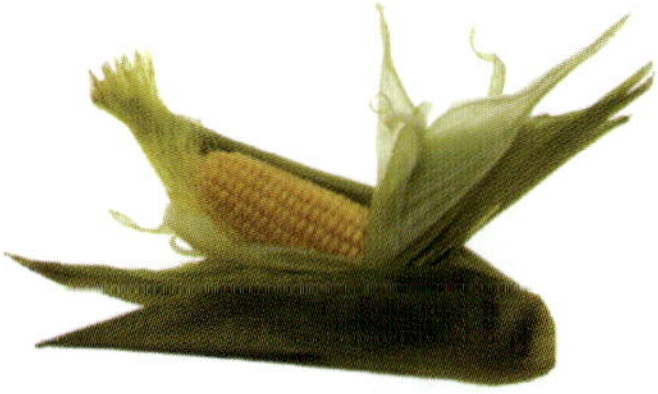

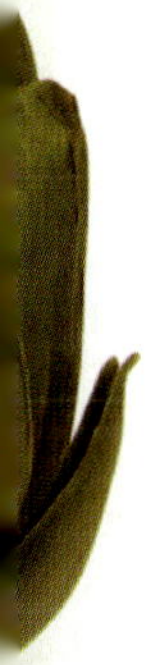

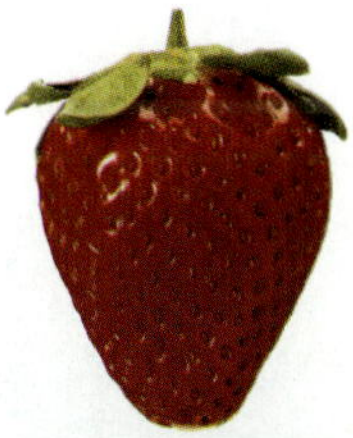

Notas

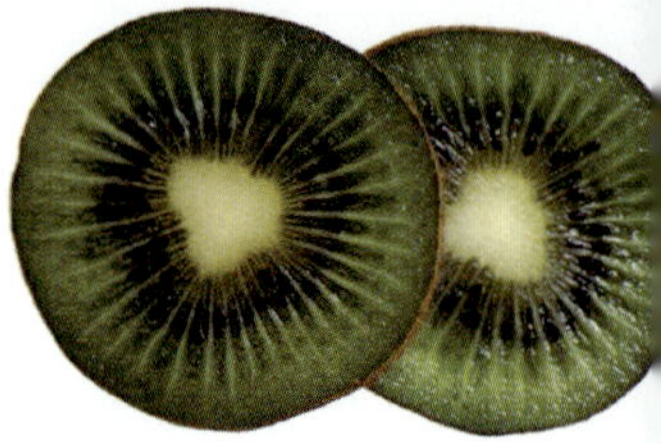

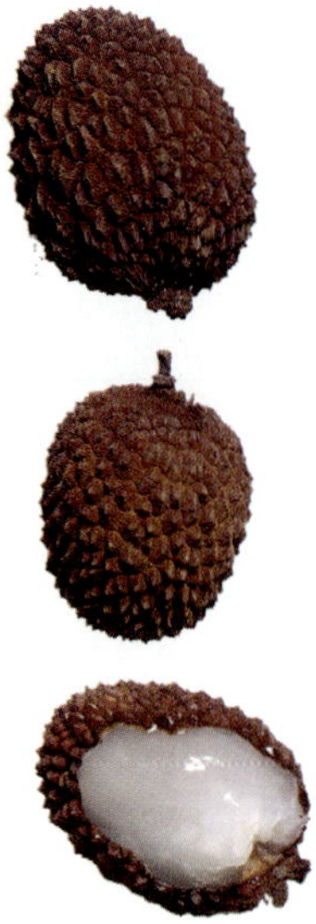

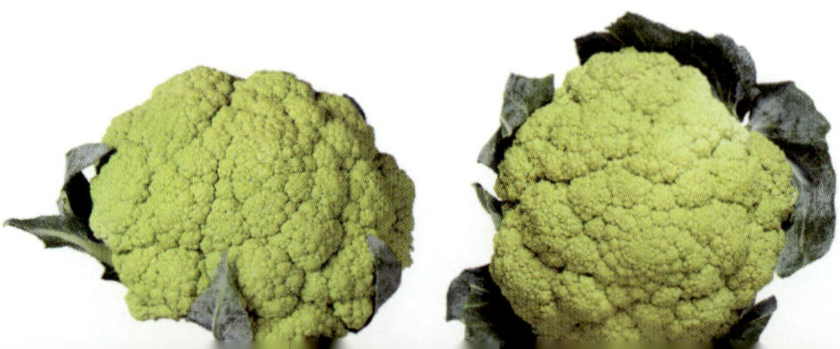

Notas

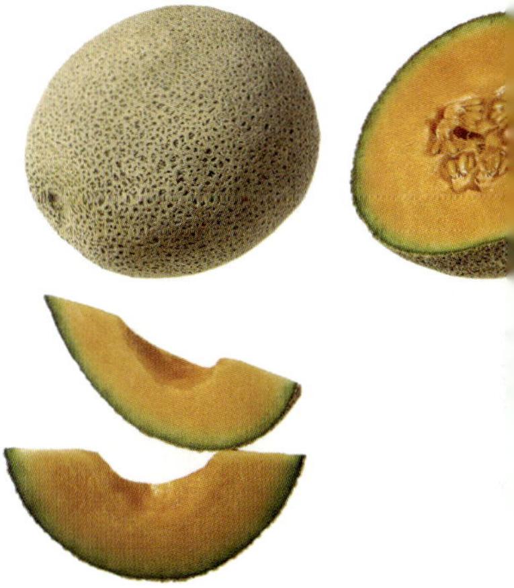

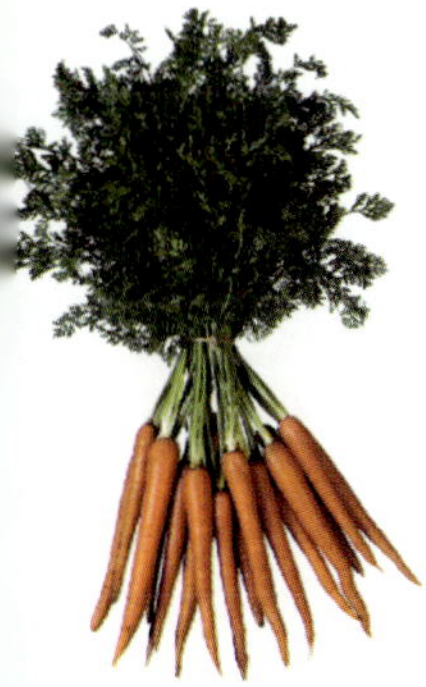

Notas

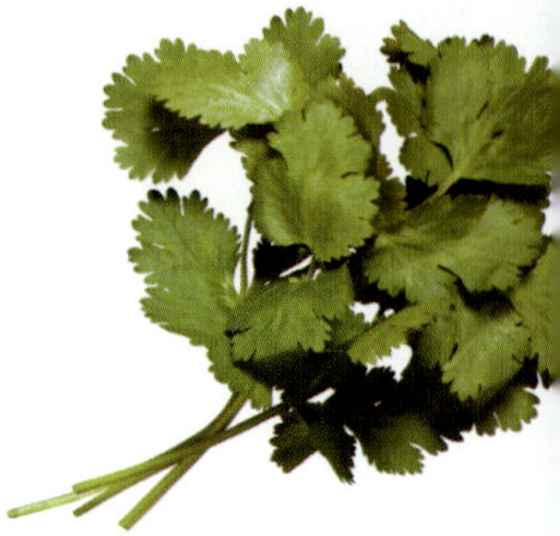

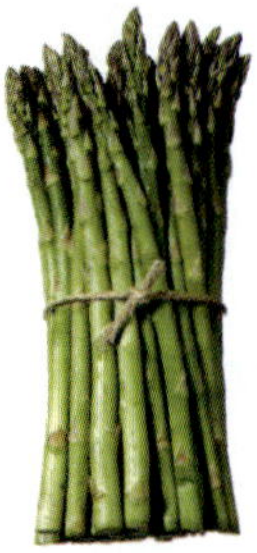

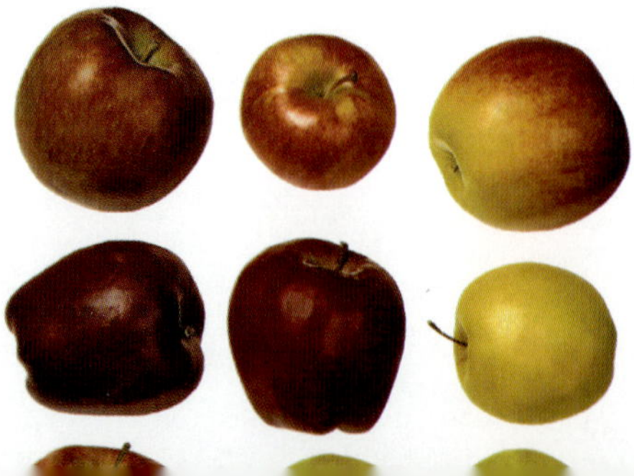

Notas

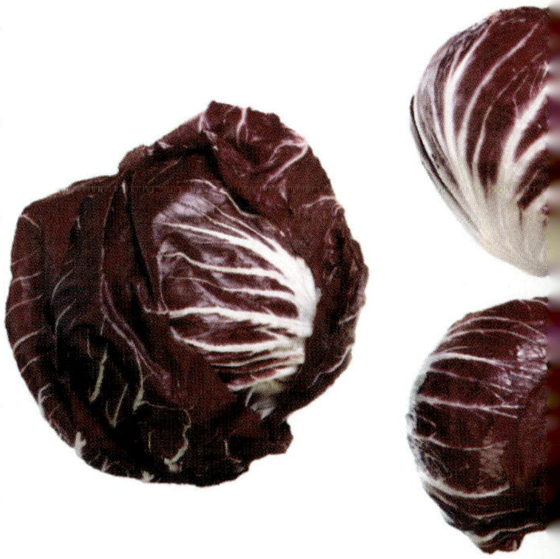

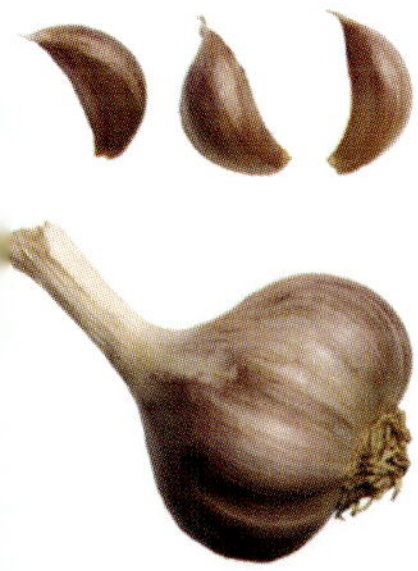

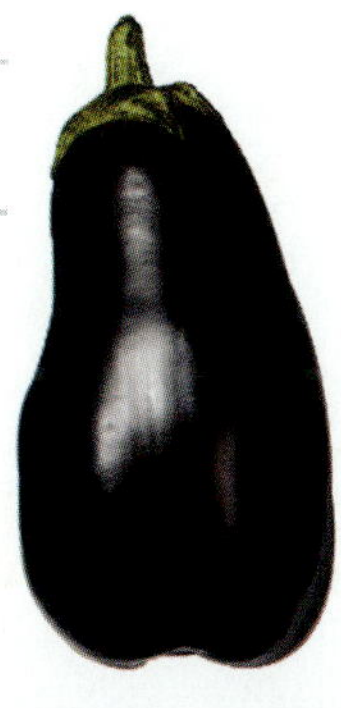

Índice de dietas

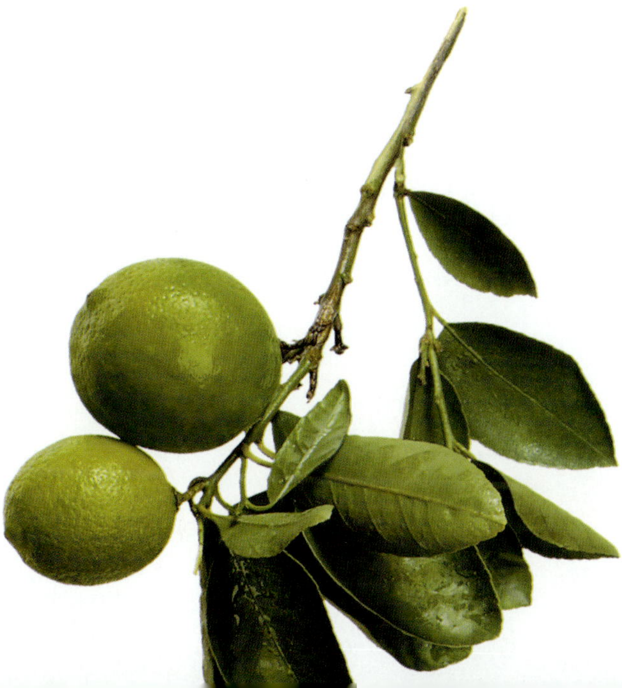